岡田尊司

うつと気分障害

新書
182

はじめに――気分に支配される現代社会

気分に振り回される現代人

自殺者が年間三万人を突破する状況が続いている。その背景には、さまざまな社会的要因とともに、うつ病の増加が指摘され、うつ病への対処や予防に関心が高まっている。うつ病が増加するとともに、あまり知られていないことだが、うつと躁の状態を反復する双極性障害（躁うつ病）も増加している。また、従来うつ病だと思われていたものには、かなりの割合で、双極性障害が混じっていることもわかってきた。双極性障害は、うつに劣らず、自殺の危険が高い疾患なのである。つまり、うつ病の増加というよりも、うつ病や双極性障害を含んだ気分障害の増加が、より本質的な問題になっているのである。

「うつ」は心の風邪と言われるほど、誰にでも起こり得るものである。気分障害のうち、いわゆる「うつ」の中でも、重症なものである大うつ病だけをとってみても、生涯において一度は大うつ病に罹患《りかん》する人の割合は、全人口の一五％にも上る。躁うつ病は、うつに比べると頻度が低く、生涯有病率（一生の間に病気にかかる人の割合）は一%程度とされるが、近年、これまで躁うつ病とは考えられていなかったが、実は、双極性障害（躁うつ病）がひそんでいる双極性II型障害と呼ばれるタイプが見出され、さらに、程度の軽いソフト・バイポーラー（軽度双極性障害）と呼ばれるものも含めると、その割合は五～一〇%にも達するとされる。

なぜ、われわれ現代人は、これほど気分の落ち込みや波に悩まされるのだろうか。

かつて、気分は、理性や知性といったものに比べて、まったく軽く見られてきた。人間の高度な精神機能は、理性や知性にこそあると考えられてきたからだ。それに比べて、感情は一段低い機能として扱われ、ましてや気分となると、まったく取るに足りないものとさえみなされがちだった。気分に振り回されたり、煩わされたりすることを、蔑んだり、恥じたりしたのである。

だが、いまや現代人は、低くみなして、まともに扱ってこなかった「気分」というものの逆襲を受けている。気分によって、現代人は、行動を大きく左右され、生活はおろか命さえも危うくしている。現代人を支配しているのは、理性でも知性でもなく、むしろ気分だと言えるほどである。

なぜ、気分というものが、これほど現代人にとって強い存在感をもち、また、そのコントロールに苦慮しているのだろうか。「テンションが下がる」ことに敏感で、ストレスを発散したり、リラックスしたりすることに、かつてなかったほど技術とエネルギーと時間を注ぎながら、うつ病や自殺の危険にさらされている現代人。現代人に急増する気分障害は、そうした病気が増えているということに止まらず、現代人に起きている重要な変化を示唆している。

採集狩猟民に少ない「うつ」

はるかに過酷で、はるかに高い死亡率や劣悪な生活環境に曝《さら》されている採集狩猟民たちは、多くの悲しみや苦労に遭遇しても、うつ病になることは、安全に豊かに暮らす現代人よりも、ずっと稀だという。採集狩猟民たちは、現代人よりも悲しみや傷つきから回復する力をもっていた。逆に言えば、現代人は、傷つきから回復する力や術《すべ》を失っているということである。

うつ病や気分障害がこれほど増えてしまうという背景には、現代人のライフスタイルや世界観に、どこかうつや気分障害を引きよせてしまうところがあるのかもしれない。文明とは無縁に暮らしていた時代には、人々をうつ病から守っていてくれたものを、現代人は、文明生活という便利で快適な生活と引き替えに、喪ってしまったのだろうか。気分障害を克服するためには、最先端の精神医学がもたらす知識や恩恵からだけではなく、貧しくとも、たくましく暮らしていた採集狩猟民たちのライフスタイルから、重要なヒントを見つけられないだろうか。

うつや気分障害について考えることは、現代という時代において、人間の生を支えているものについて、根本から考えることでもある。現代人にとって、うつや気分障害がこれほど身近になり、「気分」という科学技術や文明とはおよそ逆方向の原始的な問題に悩まされ、足を掬《すく》われ兼ねない状況になっているという現実は、われわれ現代人の抱えている矛盾が、もっとも皮肉な形で映し出されたものだとも言えるのである。

気分障害の増加の背景には、どういう問題があるのかを考えていくと、気分障害の予防や克服には、何が必要かも見えてくる。気分障害を防ぎ、克服するには、どうすればよいのかを精神医学的視点は無論のこと、一人の人間の生活や人生というトータルな視点からも考えていこう。

本書には、うつ病や双極性障害を含む気分障害全般についての最新の情報とノウハウが詰め込まれている。症状のメカニズムや治療薬の作用についても、敢えて、専門書並みの踏み込んだ記述を行った。本当に必要としている人たちのためには、中途半端な記述では、ニーズに応じられないと考えたからである。

もちろん、できるだけわかりやすく、嚙み砕いた表現を心がけた。回復のための臨床的なエッセンスや、実際の体験者がいかにこの病を克服したかの実例やエピソードも多数盛り込んだ。知識をアップデートしたい方に役立つだけでなく、この病からの回復に向けて闘病中の方やご家族にも、実際的なヒントを提供できるものと期待している。

うつと気分障害／目次

第一章

気づかない「波」が人生を翻弄する

悲嘆に暮れた女性

もう十五年ばかりも前になるだろうか。春先の寒い日に出会った、印象的な一人の女性を思い出す。

彼女は、これ以上落ち込みようがないほど、悲嘆に暮れていた。まだ若く美しい盛りだというのに、その顔は生気がなく、表情の消えた顔には、暗い憂鬱と絶望が覆い被さっていた。深くうなだれ、小柄な体を、これ以上なく小さくすぼめていた。食欲もなく、ほとんど食事も手をつけていないようだった。体の動きも緩慢で、人と眼を合わすのも、口を動かすのもつらそうだった。病状を訊ねても、質問が聞こえていないかのように、すぐには反応がなく、しばらく待っているとようやく、ひと言、二言、途切れ途切れに小さな声で答えが返ってくるのだった。一目で深いうつ状態にあることが見て取れた。実際、彼女は、強い自殺念慮を抱いているようだった。

無理もなかった。彼女は、カードローンでできた数百万円の借金を抱えて、自己破産寸前の状態にあるのだ。おまけに、二年前から付き合っていた男性との関係も破綻してしまったという。彼女自身は、その理由について何も語らないが、借金問題が影響した可能性もあった。取り返しのつかない事態を前に、いまは、後悔に暮れているようだった。

家族の話では、子どもの頃から、よく気がつく、しっかり者で、小さな子の面倒を進んでみていたという。堅実で、無駄遣いなども、あまりしない方だった。どうして、こんな無分別なことをしたのか、わからないという。妹の方が、もっているお金をすぐ使ってしまうので、心配していたという。

真面目な努力家で、短大を出た後、保育士として働いていた。そんな堅実な女性が、どうして金銭問題で行き詰まるようなことになったのか。その点に疑問を覚えはしたが、いまにも思い詰めて死んでしまいそうな女性の姿を見ると、とにかくいまは、うつ状態を脱することが先決に思えた。そのためには、抗うつ薬の投与が必要だった。私は何の躊躇《ちゅうちょ》もなく、抗うつ薬を処方した。

一週間、十日と、抗うつ薬が徐々に効いてくるにつれて、彼女の様子は目に見えて回復してきた。表情に少し生気が戻り、食事もとれるようになった。体の動きや言葉の反応もよくなってきた。半月もすると、彼女は明るさをだいぶ取り戻して、うつむいてばかりいたのが、こちらを大きな目で、しっかり見つめ、質問にもはっきり答えるようになった。

彼女は、自分の身に起きたことを、語ってくれたのである。

ある日、「波」がやってきた

高校に入った頃から、彼女は気分の落ち込みをときどき経験していたという。高一の秋にも、落ち込みがやってきて、そのときも、学校をしばらく休みがちになったことがあった。大学に入った年も、一時期、起きられなくなり、出席日数の件で、学校から呼びだされたことがあった。

就職してからは、毎日が楽しく、仕事を厭だと思ったことは一度もないが、ときたま、ガクンと落ち込むことがあって、そういうときは、風邪をひいたことにして、一日か二日休んでいた。前年の秋、運動会が終わった頃から、体が重くなり、朝がつらく、子どもたちと接するのも、楽しく感じられなくなった。自然な笑顔を作ることができず、それでも明るく接しなければと思うと、毎日が責め苦のように感じられた。彼氏に勧められて、神経科のクリニックを受診し、薬をもらったこともある。しかし、あまり変わらなかったので、薬も止めてしまった。

ところが、一月のある日、仕事を終えた彼女は、体が軽くなっているのに気づいた。いつもなら足を引きずるように、やっとの思いで家に向かうのに、その日は、違っていた。気持ちがウキウキして、家に帰る気にならず、しばらくぶりに彼氏に電話をした。しかし、運悪く、彼氏は残業で、「今日は無理」と断られたのだ。仕方なく、昔の友人に電話をかけると、遊びに誘った。

その日を境に、毎晩のように遊びに出掛けるようになった。気前よく、自分からおごることが多かった。ある日、友人が電話をして、学生時代、バンド活動でいっしょだった男友達を呼んだ。昔好きだった人だった。いままで抑えていたものが、いっぺんに弾けたように楽しく盛り上がった。気がついたら、男友達の部屋に泊まっていた。

そのことが、付き合っている彼氏に知られてしまった。だが、彼女は開き直って、「私が誰を好きになろうと勝手でしょ」と抗弁したため、喧嘩別れになってしまった。

男友達は、いまも就職せずに、ミュージシャンを目指していた。遊びの金もホテル代も、すべて彼女が出した。所持金がなくなると、カードでキャッシングした。ブランドのバッグや洋服も、気軽に買った。男友達が、海外で勉強したいと言うと、「そのお金、私がどうにかするから」と纏《まと》まった金を用立てたりもした。

しかし、やがてわかったのは、男友達には、別に付き合っている女がいるということだった。そのことを知った頃から、再び重いうつが、襲ってきたのである。

誰も気づかなかった軽躁の存在

彼女が借金を重ねている間も、家族や周囲は、彼女の異状に気づかず、むしろ「明るくなった」と受け止め、ただ、生活が乱れていると思っただけだった。いつもと違う行動パターンはあったが、明らかに逸脱した行動は見られていない。職場でも、大して問題なく、仕事をこなしていた。

さらに話を聞いていくと、落ち込んだ時期と次の落ち込みの時期の間に、活動的で、ハイテンションで、野放図になる時期が、一度ならずあったことがわかった。本人が自覚しているのは、落ち込みの時期でしかないが、問題の原因を作っているのは、むしろハイテンションな時期だった。

彼女の身に起きたことが、単なるうつではないことは明らかだった。しかし、従来から躁うつ病として知られているものとも違っていた。躁うつ病の躁ならば、誰もが異状に気づいたはずである。ところが、彼女の場合は、仕事もできていたために、彼女をよく知る人でさえ、「病気」だとは思わなかったのだ。

彼女の話を聞きながら、私は、当時出たばかりのアメリカ精神医学会の診断基準DSM-Ⅳに新しく採用された、ある疾患のことを思い浮かべていた。

それは、双極性II型障害と呼ばれるタイプの気分障害で、軽い躁とうつを繰り返すことを特徴としていた。

実際、その後も、彼女は軽躁とうつの波を繰り返し、抗うつ薬を中止して、気分安定化薬（mood stabilizer）による治療に切り換えることで、ようやく安定していったのである。

彼女のケースは、気分障害というものが、本人も気づかないうちに取り憑いて、人生を狂わせてしまうということを強く印象づけた。しかも、病気だという認識がないために、性格や生活の乱れとして見逃され、問題が大きくなったときも、ただ自分の無思慮を責めるしかない。いくら責めたところで、肝心な問題の手当てがなされなければ、また同じ失敗をしてしまう。

その後、彼女と同じ障害のために人生を狂わされた多くのケースを見てきた。失業や転職の繰り返し、離婚、事業の失敗、トラブルの頻発、家庭内暴力など、さまざまな問題の陰に、しばしばこの障害がひそんでいて、人生を狂わせていたのである。その多くは、「うつ」と思われていたが、問題はむしろ気分の波や軽躁にあった。

双極性II型障害の発見

臨床家たちが、このタイプの障害の存在に最初に気づき始めたのは、一九七〇年代のことである。気分障害の権威の一人であり、双極性II型障害の概念の確立にも貢献したロナルド・フィーブは、当時、ニューヨーク州立精神病院の急性期病棟で働いていた。そうした中で、彼は、うつ状態でやってくる人たちの中に、うつ病とも、躁うつ病とも異なるタイプがあることに気づいた。彼らは、日頃非常に活躍しているトップリーダーたちだった。企業のCEO、腕利きの投資銀行員、営業マン、テレビのプロデューサー、弁護士、医師、芸術家やミュージシャン、作家など、世界中の富が集まるニューヨークで、華やかな成功を収めている人たちだった。彼らは、有能で、魅力的で、向上心に富む努力家であり、実際、ある時期までは、高い水準の成功を得ていた。

フィーブが出会った患者の一人に、ジェームズという二十代の男性がいた。最初に相談してきたのは、本人ではなかった。弟の性格が変わったと、姉が心配して相談にきたのである。

ジェームズは、子どもの頃は、恥ずかしがり屋で内気な性格だったが、ハイスクールに上がった頃から、外向的で、リーダーシップを発揮するようになり、生徒会長にも選ばれた。名門のエール大学で経済学を学び、トントン拍子の人生を歩んできた。ところが、一年程前からうつになり、苦しんでいた。ジェームズはうつを紛らわせるために、アルコールに頼るようになる。マリファナにも手を出したことがあった。それが、あるとき急に性格が変わったように元気になったのだ。

ジェームズ本人は、自分は絶好調だと感じていた。自信過剰で、他人の意見にも耳を貸そうとしなかった。過大な投資にのめり込んでいて、すでに大きな損失を出していたが、新たな別の投資によって十分取り戻せると、自信満々だった。高級車を乗り回し、山小屋風の別荘を所有し、性的放縦を楽しんでいることを自慢した。だが、それは、ジェームズ本来のキャラクターにはふさわしくないことで、そのことを本人も心のどこかでわかっていたのである。

「絶好調」の時期は、いつまでもは続かなかった。やがて、気分が下降し始めたのである。投資の失敗による大きな損失や軽躁期に傷つけてしまった人間関係が、取り返しのつかない現実となって、ジェームズを苛《さいな》んだ。ジェームズは、再びうつに陥った。この時点で、ようやくジェームズは、フィーブの治療を受け入れ、気分安定化薬である炭酸リチウムの少量投与が開始された。

数週間後、ジェームズの気分は完全に安定した。ジェームズは、その後、ビジネスで成功を収め、現在では、全米にチェーン店を展開する巨大企業のオーナーであり、三人の娘をもつ父親でもある。ジェームズは、その後三十年間、五十代の今日まで治療を継続しているという。薬物療法を継続しただけでなく、フィーブのアドバイスに従って、仕事や名声のために、無理をし過ぎることのないライフスタイルを身につけていったのである。

ぐっと身近になった双極性障害

フィーブをはじめ、一部の臨床家たちは、正式の診断基準ができる前から、この新しいタイプの双極性障害（躁うつ病）の存在に気づき、独自に診断を行い、治療をしてきた。多くの研究者が、本格的なリサーチを開始したのは、一九九〇年代に入ってからである。そして、一九九四年に刊行されたアメリカ精神医学会の新しい診断基準ＤＳＭ-Ⅳにおいて、「双極性Ⅱ型障害」が、ようやく正式の疾患として認められたのである。日本で、この疾患についての認識が広まるのは、それよりも、やや遅れることになる。

双極性II型障害が知られるようになった結果、それまで、単なるうつだと思われていたものが、実は、躁うつだったというケースが多数あることがわかってきた。しかも、双極性II型障害の人にうつの治療を行うと、躁転（うつから躁への病相変化）を起こしたり、気分の波を激化させてしまったりして、長期的には病状を悪化させてしまうのだ。

それまで、躁うつ病は、生涯有病率が全人口の一％弱と、うつ病に比べれば、頻度の低い疾患と考えられ、あまり身近なものとは見なされていなかったが、双極性II型障害の発見は、その既成概念を打ち壊しつつある。最近行われた調査によると、双極性II型障害の生涯発症率は、五～一一％にも上るという結果が示されたのである。きわめて身近な疾患ということになる。

「新型うつ病」の登場

双極性II型障害の発見は、気分障害の診断や治療に激変をもたらしているが、本家のうつ病にも、大きな変化が起きて、治療現場を混乱させている。それは、一般にもよく耳にすることが多くなった「新型うつ病」の急増である。

いまから振り返れば、こうしたタイプは、二十年前くらいから、すでに現れ始めていた。

当時出会った、一人の若い男性のケースが記憶に残っている。彼は、三十代前半で、技術系の仕事にたずさわっていた。しかし、一年前から、デスクワーク中心の管理的な仕事に異動していた。最初は意欲的に新しい仕事に取り組んでいたが、うまくいかないことも重なり、次第にふさぎ込むようになる。会社に行くのが億劫《おっくう》になり、朝がなかなか起きられない。どうにか仕事に出ていたが、そのうち休むことが増えてきた。そういう日は昼頃まで布団から出られずに寝込んでいる。

ところが、休みの日は割合元気で、朝から起きて好きな機械いじりをしたりしている。バイクに乗って出掛けるのが好きで、よくツーリングにも出掛けた。ツーリング仲間が大勢いて、彼らと語らっていると仕事のことを忘れられるのだった。

だが、出勤の日が来ると、また体が動かなくなって、起きられない。別人のように表情も暗くなり、気分も最悪になる。職場の上司に相談して、技術系の仕事に戻りたいと言ったが、いまの状態で異動させることはできない、先に病気を治せと、はねつけられた。

本人の中では、自分の言い分を理解して貰えない会社に対する不満が強まる一方であった。会社をときどき休んでしまう状態は続き、結局、休職することになった。

休職すると、表情は明るくなり、好きな機械いじりをしたり、ジム通いをしたりして過ごす毎日だった。長期間ツーリングに出掛けることもあった。顔も日焼けして、見違えるほど元気になった。今度は、うまくいくだろうと思っていると、予定の休職期間の終わりが近づくにつれて、また表情が曇り始めた。この間までの元気は、どこにいったのかと思えるほど、急に弱気なことを口にし始める。仕事を再開する前に不安になるのは、よくあることなので、そのことを伝え、これだけ準備を重ねてきたのだから、自信をもって臨むように話し、どうにか復職したのであった。

復帰に当たっては、残業を控えることや、就業時間を段階的に増やしていくことなど、会社側も協力してくれた。仕事に対する不満は相変わらずだったが、そうした配慮もあって、滑り出しは順調であった。ところが、だいぶ軌道に乗ったと周囲が安心しかけた頃、また、会社を休み始めた。そして、ある日、休職したいので、診断書を書いてほしいと、自分から切り出してきたのである。

従来型うつ病とは、こんなに違う

このケースに関わりながら、うつ状態であることは確かながら、典型的なうつ病とは、根本的な違いを感じずにはいられなかった。典型的なうつ病では、まず、夜、眠れなくなり、朝早く目が覚めてしまう早朝覚醒が必発だった。また、食欲も落ち、痩せて、枯れ木のような印象になり、動作も喋り方も、油が切れたようにゆっくりで、ぎこちなくなる。その状態でも、仕事のある日には、何とか仕事をこなそうとし、自分からはなかなか仕事を休もうとは言わない。そんなことをしたら迷惑がかかってしまうと、自分よりも、会社や家族の心配ばかりしてしまう。残っている気力を絞り出すようにして仕事をするので、相当病気が進んでしまうまで、同僚も気づかないことがある。その分、休みの日はぐったりしたりして、余計病人に見える。

そうした典型的なうつ病が頭にあると、どうもこれは違うという感じがするのだ。眠りすぎるほど眠ってしまい、食欲もある。仕事以外のときには、割合元気である。しかし、仕事を怠けていて、そうなっているのではないことも、明らかだ。本人も苦しくて仕方がないのだ。本人も仕事がしたいのだが、気持ちだけでなく体が、それを拒否してしまうのである。

当時すでに、そうした新しいタイプのうつがあることは指摘されていて、「逃避型抑うつ」や「恐怖症型うつ病」などと呼ばれていた。これらは、優等生だったサラリーマンが、配置転換や挫折体験を機にうつを生じるもので、趣味やプライベートなことでは、うつ症状が目立たないことや、責任感の強い他人本位な傾向よりも責任転嫁や自己本位な傾向がみられることが特徴とされた。

また、もっと以前から、抗うつ薬が効きにくく、過眠や過食、体重増加を特徴とするうつ病があることも知られ、「非定型うつ病」と呼ばれていた。

いわゆる新型うつ病には、これらのものが、混じっていると考えられるが、いずれも、従来型のうつ病と同じ対処では、改善しないという点は共通している（新型うつ病については、本書では、四章の非定型うつ病の項で、まとめて取り上げている）。

当然、治療や対応の仕方も異なってくる。うつ病というと、「励まさない」という原則がよく知られているが、それは必ずしも当てはまらないのである。その点については、後の章でみていくことにしよう。

このように、気分障害の診断や治療の現場は、いま激変している。気分障害は身近な問題になると同時に、状態を見極めた適切な対処の有無が、その人の人生を大きく左右するのである。

第二章 気分障害はどう理解されてきたか

哺乳類から始まった「うつ」

そもそも、うつ状態が認められるのは、動物の中では哺乳類からだという。乳を与えて育てるという愛着の仕組みをもつ哺乳類は、子どもや仲間を喪ったときに、うつを思わせる反応をしたり、喪の儀式のようにみえる行動をとるという。愛着の対象を喪うことを「対象喪失」というが、対象喪失が気分に影響を与えるのは、哺乳類の段階から、われわれに組み込まれたメカニズムであり、それは愛着や愛情と不可分の現象だと言える。

動物が「うつ」を思わせる状態を呈するのは、対象喪失に限ったことではない。実験的に、動物を水槽で溺れさせるなどして絶望的な状況におくと、外界に対して無抵抗な状態が出現する。危険が去っても、その状態はしばらく続く。絶望感がある限界を突破してしまったとき、動物は「うつ」になるのだ。

仲間から拒絶されたり、群れから追い払われたりした社会性哺乳類においても、「うつ」を思わせる反応が見られる。対象喪失、疲労困憊と絶望、仲間からの拒絶や「見捨てられ」は、われわれ人間においても、うつの主要な原因であるが、その原型は、すでに哺乳類の祖先から発達してきたものであろう。愛着や社会性に関する要素と疲労困憊や絶望感というもう一つの要素を認めることができる。

気分の波ということでは、冬眠や夏眠をする動物では、季節によって活動性に大きな変動が認められ、気分の循環という現象は、哺乳類よりもさらに古い起源をもつものかもしれない。

ヒポクラテスの体液説とメランコリー、マニー

旧約聖書には、うつ病や気分障害が疑われる人物が何人か登場する。サムエル記に登場するイスラエルの王サウルやヨブ記の主人公ともいうべきヨブなどである。

最初の医学的な記載は、ヒポクラテスの時代、紀元前四、五世紀の古代ギリシャ時代に遡る。憂鬱症を意味する「メランコリー」や躁病を意味する「マニー」の語源となったギリシャ語が用いられたのである。「メランコリー」とは「黒い胆汁」の意味で、当時は、四つの体液、つまり血液、黄胆汁、黒胆汁、粘液のバランスが崩れることによって、病気になると考えられていたが、うつ病は、黒胆汁が優勢になって生じるとされた。また、「マニー」は、黒胆汁が熱せられ、熱くなることによると考えられた。この時代にすでに、季節的な要因が、病気の発症に関係していることが知られていた。

ローマ時代の医者アレタイオスは、すでに同一の人に、メランコリーとマニーが入れ替わりで生じることを指摘している。また彼は、マニーになる人には、大らかで活発、情熱的で純粋な性格の人が多く、メランコリーになる人は、辛抱強く仕事を頑張るケースが多いと述べて、

一定の病気になりやすい性格傾向があることに気づいていた。

メランコリー、マニーという概念は、体液説とともに、精神医学が黎明期を迎える十九世紀まで受け継がれることになる。

カントの「脳病」論

体液説と並んで、中世から近代にかけて長く支配力をもったのは、精神障害が、悪魔憑きなど超自然的な力によって起きるという考えである。精神障害を、霊的な現象として見なそうとする考えは、今日でもまったく消え去ったわけではない。精神障害を「悪魔祓《ばら》い」により癒やそうとして、死に至らしめるという事件が、最近でも起きている。

そうした超自然的な原因に基づく理解に対して、より客観的な見地で、「脳の病気」として捉えようとする動きが、次第に生まれてくる。その先駆けとして知られているのが、十八世紀後半に活躍したドイツの哲学者カントの『脳病試論』である。カントは「脳病」の本質を、認識能力の障害として捉える。認識能力には、思考能力である悟性と、直観能力である感性があり、メランコリーは、感性だけの障害であり、マニーは、悟性、感性両方の障害だと考えたのである。

カントの「脳病」論は、まったく机上の観念的なものではあったが、医学的な立場から、精神障害を、体の病気と同じように「脳の病気」として捉える考え方を提唱したのは、同じくドイツの医学者グリージンガーである。この仮説は、後述のクレペリンに大きな影響を及ぼすことになる。

クレペリンの「躁うつ病」

一九世紀初め、科学的な精神医学がようやく産声を上げた。牢獄同然だった精神病棟から、精神疾患の患者を解放したことで知られるフランスの精神医学者フィリップ・ピネルは、この時期を代表する存在である。ピネルは、体液説から離れ、メランコリーを、失意、失恋などの強い感情体験が原因となって引き起こされる病気として捉えなおした。一九世紀も半ばには、同じフランスのファルレという医学者が、「循環精神病」という名称で、躁状態とうつ状態が「円環をなして」入れ替わる疾患の存在を記した。

こうした新しい潮流を発展、完成させたのが、ドイツの精神医学者エミール・クレペリンである。クレペリンは、今日の精神医学の礎を築いた人物である。クレペリンは、グリージンガーの影響を受けて、精神障害を「脳の病気」として捉え、根底にある病因（病気の原因）に基づいて障害を理解しようとした。

クレペリンは、精神障害を大きく、「内因性」「器質（因）性」「心因性」に分けた。内因性とは、外的な原因なく生じる精神障害であり、遺伝的、体質的要因が大きいと考えられた。器質性とは、脳の損傷であるとか、身体的な疾患の二次的な影響によって、精神障害が生じたものである。一方、心因性とは、ストレスや心理的ショックによって生じるものである。

クレペリンは、躁うつ病を素質的要素が強い内因性の障害と考えた。また、すべての気分障害は、循環性（周期性）をもつと考え、マニーやメランコリーなどを一元化し、「躁うつ病」として纏めた。すべての気分障害は、躁うつ病であるという考え方は、一九六〇年代まで支配的だった。

実際には、生涯を通じて、うつ状態だけがみられるケースも少なくなく、この考え方に、疑問の声をあげる人もいた。しかし、クレペリンの威光が余りにも大きかったため、クレペリンの説を覆すことはなかなかできなかった。ようやく二十世紀も後半になって、大規模な疫学調査が行われ、躁とうつが繰り返す「双極性」のタイプと、うつだけが見られる「単極性」のタイプがあることが、はっきりと示された。こうして気分障害は、双極性障害（躁うつ病）と単極性うつ病に分けて理解されるようになった。

精神分析の影響と抑うつ神経症

うつ状態とひとことで言っても、元来朗らかで活動的な人が、重い憂鬱や気力の低下に囚われる場合と、元々神経質な性格の人が、一年中スッキリしない状態が続く場合があることが知られていた。この二つの状態をどのように区別して、位置づけるのかということが、悩ましい問題として浮上してきた。それに対して、一つの答えを用意したのが精神分析である。

正統精神医学の源流がクレペリンだとすると、精神医学の発展に大きな影響を及ぼしたもう一つの潮流は、在野から起こった精神分析である。その創始者であるフロイトは、奇しくもクレペリンと同じ年に生まれている。フロイトが打ち立てた重要な概念の一つが、「神経症」である。神経症とは、元来、過敏で不安を感じやすい性格の持ち主が、内面に強い葛藤を抱えることにより心身の異常を引き起こす状態で、フロイトは、抑圧した葛藤が、症状となって現れると考えた。

この神経症の概念を適用すると、軽度のうつ状態が一年中続いているようなタイプのうつを理解するのに、都合がいいと考えられた。その結果、「神経症性うつ病」や「抑うつ神経症」などという概念が生まれることとなった。

このようにして気分障害は、大きく三つのタイプに分けて理解されるようになった。双極性障害と単極性うつ病、神経症性うつ病である。これ以外にも、ストレスや精神的ショックによる心因性（反応性）のもの、身体的原因で起きる器質性のものを加えて、五つのタイプに分けられるようになった。

双極性II型障害の発見とソフト・バイポーラー

こうした状況に新たな展開が生まれたのは、前章で述べたように、一九七〇年代に双極性障害にも従来知られていた激しい躁状態とうつを繰り返すタイプとは別に、軽い躁状態とうつを示すタイプがあることが報告されたことからである。ダナーは、前者を双極性I型、後者を双極性II型と名づけた。この分類は、次第に国際的に受け入れられるようになった。

この発見以降は、これまで単極性のうつ病と思われていたものや、気分に起伏のある性格と思われていたケースに、双極性障害がひそんでいたことが明らかとなってきた。この発見が契機となり、実は双極性障害が、もっと幅広く、さまざまな病状に関係しているのではないかと考える人も出てきた。その代表的な人物がアメリカの精神医学者アキスカルで、病状としてだけでなく、性格においても、気分の循環性の波（躁状態がない場合も含めて）が見られる場合には、双極性スペクトラム（スペクトラムは「連続体」の意）として理解することを提唱した。その状態は、「軽度双極性障害《ソフト・バイポーラー》」とも呼ばれ、このソフト・バイポーラーという呼称は、日本でもよく用いられるようになった。

今日、カテゴリー（分類範疇）ではなくスペクトラムとして、気分障害を理解する考え方は、広く受け入れられ、単極性うつ病と双極性I型障害を両極として、その間に、さまざまな程度の双極性の傾向が存在しているのだと考えられている。

操作的診断基準の導入

疾患を分類する場合は、大きく二つの分類法がある。一つは、病因による分類であり、もう一つは、症状による分類である。通常、病気の原因や発症メカニズムが解明された疾患では、病因による分類が優先される。たとえば、同じように咳や痰や発熱といった肺炎の症状があっても、細菌性の肺炎、ウイルス性のインフルエンザ、結核菌による肺結核は、決定的に異なる疾患として区別される。原因により治療法も異なるからである。

仮に症状が、インフルエンザのように見えても、結核菌が検出されれば、結核という診断が優先されるし、逆も又真なりである。症状による分類は、ある程度の区別はできるものの、しばしば欺かれるのである。

ところが、病因が十分に解明されていない場合には、症状による分類に頼るしかないことになる。この場合で言えば、「肺炎」という大ざっぱな診断である。「うつ病」という診断は、言ってみれば、「肺炎」という言い方に近いのである。

しかし、実際には、病気には、それぞれ発症に至るメカニズムがある。うつ病と一口に言っても、異なるタイプがあり、それぞれ発症のメカニズムが違っている。

クレペリンが、精神障害を「内因性」「器質（因）性」「心因性」に分けたことは述べた。それに従って、原因（誘因）もなく強いうつ状態になるものは、「内因性うつ病」と呼ばれ、生物学的な要因が強いとされた。それに対して、原因がはっきりとあるものは「反応性うつ病」と呼ばれ、症状も軽度で、比較的短期間で終わるとされた。それ以外にも、性格的な要因が強く、程度は軽いが、気分がスッキリしない状態が慢性的に持続するものは「神経症性うつ病」（または「抑うつ神経症」）と呼ばれた。

この「内因性」「反応性」「神経症性」という分類は、まがりなりにも病因による分類を目指したものだと言える。

ところが、その後の研究で、原因（誘因）の有無と、うつ病の重症度や経過、遺伝的負因（近親者にうつ病の人がいる）は、実際には、あまり関係がないことがわかってきたのである。こうなると、いったい何を区別し、何を分類しているのかが、わからなくなってしまう。病名と症状さえ、あまり対応していないのに、原因を突き止めたかのような病名をつけるのは、おかしいという議論がなされるようになった。

それに代わって用いられるようになったのが、症状やその重症度による分類である。病気の原因はまだわかっていないのだから、あたかも原因がわかったかのような分類をするのは止めて、客観的に観察できる症状だけで分類しようという考え方が強まったのである。

アメリカ精神医学会が作成した診断基準ＤＳＭは、そうした考え方に基づいて作られたものである。これは、病因に基づく本来の分類というよりも、症状だけによる仮の分類であり、いずれ研究が進み、原因が解明されれば、別の診断体系に移行することを前提にしている。

たとえば、うつ病は、症状が重いものを「大うつ病」、比較的軽いものを「小うつ病」や「気分変調症」と呼ぶようになった。これは、病因が何かということは、まったく棚上げにした分類である。さきほどの肺炎の例で言えば、病因はさておいて、重症肺炎、慢性肺炎と分類するようなものである。ちなみに、「気分障害」という用語が用いられたのは、このDSMの第四版DSM－Ⅳからである。

マーカーを探せ

もちろん、病因と症状の両方に立脚し、最適な治療法の選択にも直結した分類が理想である。いま、準備が進められているDSM－Ⅴでは、そうしたものが目指されている。そのためには、うつ病の発症のメカニズムが、さらに解明されることが必要になる。

近年、分子レベルの神経メカニズムが解明され、うつ病や双極性障害のメカニズムについても、十分とは言えないが、ある程度解き明かされようとしている。そうした中で、病因と症状を結ぶ分類を行おうとする試みが、近年、活発になっている。

しかし、こうした動きは、まだ模索段階にある。病因と症状がつながった診断概念が確立されるためには、遺伝子型や環境因子と表現型（症状）の間をつなぐマーカー（目印）を見つけ出すことが必要になる。関連の強いマーカーが複数見つかれば、高い確度で、病因診断を下すことができるからだ。その候補となるものについては、後の章で触れよう。

第三章　気分障害の症状と診断

第一節　うつ状態とその症状

わかってもらえない「うつ」の苦しさ

うつの人を追い込みやすい問題は、うつの苦しさが、体験したことのない人には、なかなか理解できないということである。うつは「心の風邪」などと喩えられるが、その喩えは、症状のつらさからすると、まったく適切でない。その苦しさは、重症の肝炎や結核に喩えた方が近い。いや、それ以上かもしれない。動きたくても動けない、眠りたくても眠れない、けだるく何もする気力がわかず、悪いことばかり考えてしまう。歓びも、自信も、興味も奪われてしまう。それから逃れるために、死に駆り立てられてしまうほどなのである。強い心をもつ人でさえ、「死ぬほど耐え難い」と感じることも少なくない。

うつの症状をつらいものにしてしまうのは、うつという病気の特性である。うつは、痛みや苦しさを感じたり、不安や恐怖を感じたりする脳の領域自体が、異常な反応を起こす病気なのである。つまり、苦痛はさらに苦痛に感じられ、悪いことばかりが強く心を締めつけるような悪循環に、脳が陥ってしまうのである。

元気な人が傍から見たのでは、その苦しさは想像がつかない。ときには、怠けているように思ってしまうこともある。なぜ、こんな当たり前のことができないのかと、歯がゆく思うことも多い。本人の回復を願えば願うほど、その気持ちは強まりやすいが、回復を助けるためには、まず、そのつらさを、少しでも理解することが、第一歩となる。

単極性か双極性か、大うつか小うつか

ひとことで「うつ」と言っても、さまざまなタイプがあり、それを正確に区別することが、診断においても、治療においても重要になる。

次ページの図1を見ていただこう。まず、気分障害でみられるうつ状態は、うつ状態だけが見られるタイプの単極性と、躁とうつの両方が見られるタイプの双極性障害に分けられる。

もう一つ重要な分類は、「大うつ」か「小うつ（軽うつ）」かである。大うつと小うつの区別は、単に重症度の違いというよりも、症状の質的な違いによると考えられている。その違いは、ひとことで言えば、症状が客観的なもの（第三者が見てわかる）か、主観的なもの（本人が感じる）かということである。

客観的な症状（たとえば、体重変動や動作の緩慢、イライラしてじっとしていられない等）が強く認められるものが「大うつ」であり、主観的には症状が強くても、客観的な症状があまり認められないものが「小うつ」である。つまり、一見して、かなり具合が悪いとわかるのが

図1　「うつ」と気分障害の種類

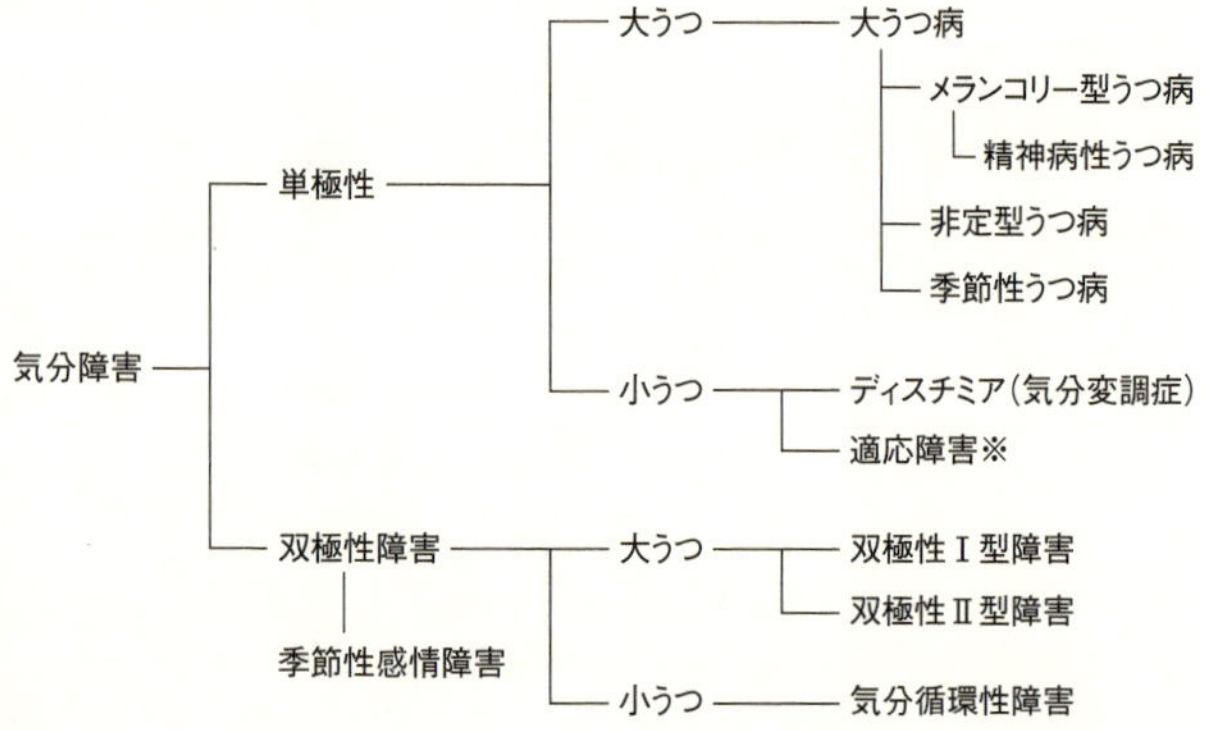

※適応障害は、気分障害には入らない

「大うつ」であり、一見それほど病気には見えないが、話を聞くと、つらそうだというのが、小うつということになる。

　単極性のうつの中で、大うつが見られるものを大うつ病という。代表的な大うつ病が、「メランコリー型うつ病」であり、昔から知られているタイプである。律儀で、几帳面で、責任感の強い性格の人がかかりやすいとされてきた。早朝覚醒や食欲不振、体重減少などが特徴とされる。メランコリー型うつ病では、ときに幻覚、妄想、昏迷などの精神病症状を伴うこともあり、その場合は特に、「精神病性うつ病」と呼ばれることもある。

　大うつ病の中には、メランコリー型とは異なるタイプのうつ病がある。過眠や過食、体重増加が見られる「非定型うつ病」、ある季節（多くは、秋か冬）にだけうつ状態が見られる「季節性うつ病」である。

一方、小うつが慢性的に続くタイプは、「ディスチミア（気分変調症）」と呼ばれる。また、環境的ストレスが原因で起きる「適応障害」でも、小うつが見られる。環境的ストレスが原因であっても、大うつが認められた場合には、大うつ病という診断になる。

双極性障害で出現するうつにも、大うつと小うつがある。躁と大うつが見られるタイプが、双極性I型障害、軽躁と大うつが見られるタイプが、双極性II型障害である。それに対して、軽躁と小うつのみが見られる場合、気分循環性障害という診断になる。

ネガティブな感情の増加と引きこもった行動

うつの症状をもう少し詳しく見ていこう。

うつの第一番目の基本症状は、ネガティブな感情（不安、恐れ、孤独感、罪悪感、敵意、イライラ）が増え、ポジティブな感情（歓び、幸福感、自信、関心、意欲、熱意）が減ることである。基本症状の二番目は、行動機能障害であり、行動が不活発になるだけでなく、うまく機能しなくなることである。三番目は、睡眠や食欲、便通の異常、体のだるさや痛みなどの身体的症状である。大うつでは、これら三つの基本症状が、すべて強く見られるが、小うつ（軽うつ）では、二番目の行動機能障害や三番目の身体的症状が軽度である。

これらの症状は、診断基準では、さらに細かく九項目に分けられている。

①抑うつ気分……気分がどんより重く感じられる程度から、深い絶望感に囚われ、救いがないように感じる場合や、悲哀感（悲しみや自分を哀れむような気持ち）に囚われ、極度に涙もろくなる場合もある。

②無感情、無関心……ほとんどすべての活動に対する関心や歓びの喪失で、もっとも典型的なのは、アンヘドニア（無快感症）と呼ばれ、本来なら歓びを与えてくれることに対しても、歓びや関心が湧いてこない。心地よいはずの刺激に対しても、ポジティブな感情的反応が起こらない。それに対して、小うつや双極性障害のうつでは、何か喜ばしいことや新奇な刺激があったときには、気分がよくなることが多い。

③睡眠障害……不眠になる場合と、過眠になる場合がある。メランコリー型では、早朝に目が覚めて眠れないというのが典型だが、非定型うつ病や季節性うつ病、双極性障害のうつ状態では、うつになると長く眠るようになり、朝が起きられなくなるということが多い。

④疲れや気力、活力低下……元気なときには、何の苦労もなくできたことでも、ひどく疲れを感じたり、何倍も苦痛に感じられる。やらなければならないという思いはあるのだが、気力が湧かず、重りでもつけられたように、体が動いてくれない。

⑤実行機能障害……課題をミスなく能率よく処理する能力を実行機能という。うつ状態では、実行機能が低下する。集中困難や根気の低下のため、仕事や家事といった作業が手につかなくなり、やろうとしても、気持ちだけが空回りして、思うように捗《はかど》らないという状態になりやすい。

⑥精神運動障害（行動の遅延や強いイライラ）……「油が切れた」と喩えられるが、体の動きや頭の働きが円滑さを欠き、ひどくゆっくりになったり、気ばかりが焦ってイライラする。じっとしていられないという場合もある。メランコリー型うつ病に、特徴的な症状である。小うつでは、あまり見られない。

⑦体重や食欲の異常……食欲や体重が大幅に減少する場合と、過食になり増加する場合があ

る。メランコリー型では、食べ物の味もしなくなり、食欲が落ち、五キロ以上痩せるのが典型的である。それに対して、非定型うつ病では、逆に過食や過眠のため、体重が増える。季節性や双極性のうつ状態でも、睡眠時間が長くなるのと運動不足のため、体重が増加しやすい。

⑧自殺念慮……うつ病には、高い頻度で見られる。周囲は、そこまで思っていないだろうと、軽く考えてしまいがちである。訊いて初めてわかるということも多く、必ず訊いてみることが大事である。

⑨罪悪感や無価値感……自分が行った過去の行為を悔いたり、起きてしまった事態を自分のせいのように思ってしまう。自分が無意味に存在していると感じ、この世にいる価値がない、さらには、迷惑ばかりかけている自分のようなものはいない方がよいと考えてしまう。強まると、自殺へと向かわせる要因にもなる。何も悪いことをしていないのに、自分は重い罪を犯したと思い込む罪業妄想や、経済的に困っているわけでもないのに、莫大な借金があるとか、無一文に落ちぶれてしまったと思い込む貧困妄想が見られることもある。

中学生の時に母親を自殺で亡くした十七歳の少女は、自分を責め続けた。自分がそばにいながら、母親の苦しみなどわかろうともせず、家事もできなくなっていた母親を、鬱陶《うっとう》しく思い、つらく当たったこともあった。それで母親は死んでしまったのだと、罪の意識を抱いていた。うつになると、その思いが強まるのだった。

作家の江藤淳氏は、妻を亡くした直後から、これまで経験したことのなかったような疲労感や身体的な違和感を覚えるようになった。妻の葬儀やさまざまな面倒な手続きが終わって一段落し、妻との死別から三カ月ほどたち、ほっとしたある晩、「何の前触れもなしに一種異様な感覚に襲われた」という。それは、「自分が意味もなく只存在している、という認識」だった。このままでいるとおかしくなってしまいそうで、江藤氏は、妻の闘病生活から死までを綴った手記を書き始めた。江藤氏は、それによって、心の平衡をどうにか取り戻す。しかし、江藤氏を捉えた無価値感は、江藤氏を解放してくれなかった。最後の気

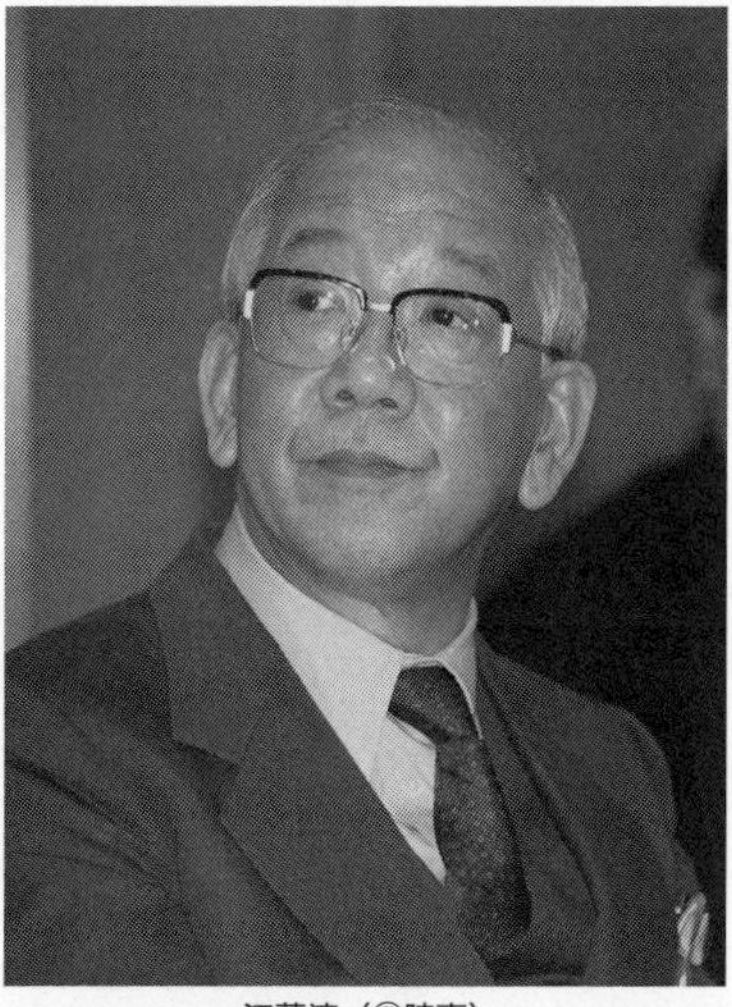

江藤淳（©時事）

力を振り絞るように、『漱石とその時代』の最終巻を書き上げた江藤氏は、自殺するのである。

これらの症状のうち五項目以上が、ほとんど一日中、ほぼ毎日、二週間以上続いて見られ、かつ、それが他の身体的な疾患や薬物の影響によって起きているのではないとき、「大うつ病」と診断される。また、肉親や親しい人物が亡くなって、うつの症状が見られる場合には、亡くなって二カ月以上経過するのを待って、初めて診断を行う。それ以内では、悲嘆に暮れることは、正常な反応と見なされる。

体や頭の動きが鈍く、空回りする

大うつ病と診断された場合、それがメランコリー型うつ病なのか、非メランコリー型うつ病なのかを見極めておく必要がある。

メランコリー型うつ病に特徴的な症状として、従来から知られていたのは、①早朝覚醒、②食欲低下や体重減少、③気分の日内変動（朝気分が悪く、夜になるとまし）といったものであったが、近年の研究で、これらの症状は、必ずしもメランコリー型にだけ見られる特異なものではないことがわかってきた。代わって、メランコリー型に特徴的とされるのは、精神運動障害（ＰＭＤ＝psychomotor disturbance）と呼ばれる認知機能と行動機能の障害である。わかりやすくひとことで言えば、体も頭も動きが鈍り、円滑に働かない状態である。必然的に、重度の実行機能障害も伴っている。

PMDは、大きく分けて三つの症状群からなる。**①体の動きが遅くなる**（体の動きだけでなく、喋るのが遅くなる、すぐに次の動作に取りかかれない、動きが止まる、言葉がすぐ返ってこない、顔の表情が乏しい、目に輝きがない、体が前屈みになる等）、**②落ち着きがなくイライラする**（じっとしていられない、イライライラした顔つき、不安そうな表情、同じ行動や同じ言葉を繰り返す等）、**③反応や頭の回転が鈍くなる**（不注意や集中困難、上の空で反応がない、連想がわかない、話が途切れる、発言が短い、自分から喋らない等）である。

PMDは、客観的に観察することができる症状である点で、診断的価値が高い。自己申告では、信頼性が落ちる。これらの症状があるかどうかを、本人に質問して答えてもらうのではなく、第三者が見て評価することが重要である。

うつ病の人の診察では、本人の話は、しばしば客観的な事実とズレを起こす。本人は、過度に悪く申告するか、過度に我慢して、よいふりをするか、どちらかになりがちである。したがって、日頃本人を見ている配偶者や同居者に一緒に来てもらい、情報を得る必要がある。

ただし、若い人では、メランコリー型うつ病であっても、一見したところPMDがはっきりとは見られない場合もある。しかし、話をよく聞いていくと、格段にパフォーマンスが落ちているということが多い。若さによって、症状が薄められてしまうものと考えられる。年齢が上がるにつれて、はっきりとしたＰＭＤを伴う病像が見られやすくなる。

　仕事や学業が困難になるのは、意欲や気分の問題もあるが、ＰＭＤに伴う実行機能低下による部分も大きい。やろうとしても、手につかなかったり、能率がひどく落ちたり、簡単にできていたことも、判断や処理ができないということが起きる。堂々巡りが増え、頭が空回りする。気持ちばかりが焦り、追い詰められやすい。

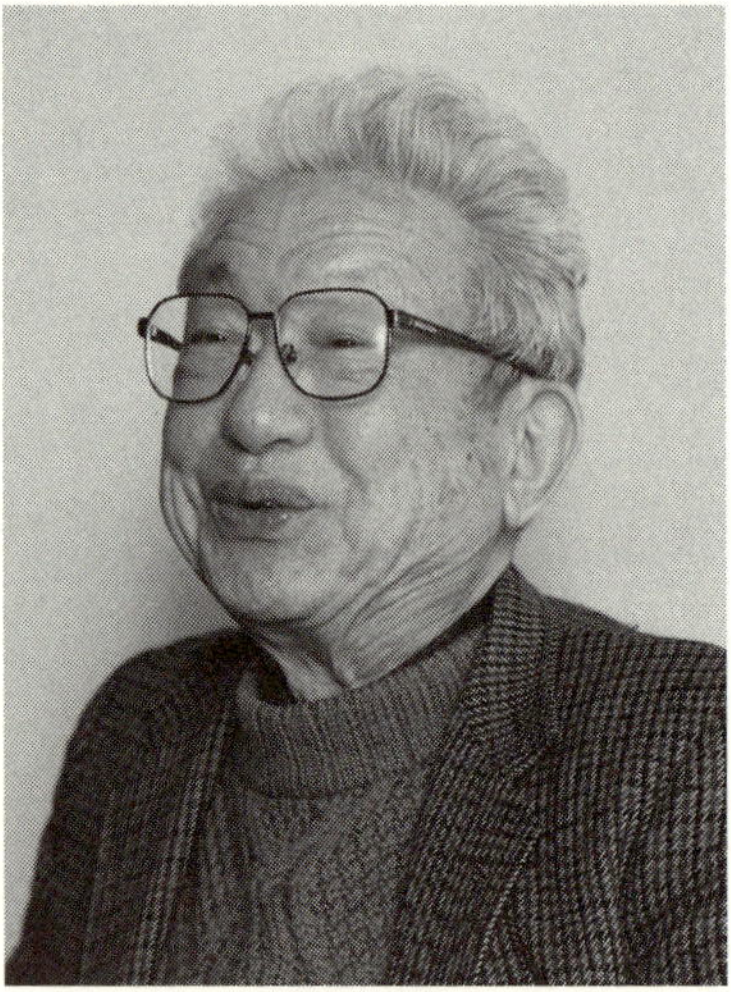

倉嶋厚（©時事）

倉嶋厚氏の場合

　ＮＨＫのお天気キャスターとして親しまれ、多くの著書もある倉嶋厚氏は、妻の泰子さんをガンで亡くされたことがきっかけで、重度のうつ病にかかった。闘病記『やまない雨はない』

には、発症に至る経緯から、入院生活やその後の闘病が赤裸々に綴られている。倉嶋氏の場合、典型的なメランコリー型うつ病だったようで、「食欲は落ち、食べものの味もわからなくなり、気づいたら六十三キロあった体重が、半年の間に四十七キロに激減」していた。「あばら骨が浮き出た私の身体は、まるでアウシュビッツの囚人のようにひどいありさまでした。表情はうつろ、歩行もおぼつかず、客観的には廃人の一歩手前に映ったことでしょう」と記されている。倉嶋氏の場合、発症したとき七十三歳という高齢であったこともあり、身体的な症状が強く出たのであろう。

よいことにも気分が反応しない

メランコリー型うつ病のもう一つの特徴は、反応性の欠如である。本来なら歓んだり、楽しんだりして、気分が持ち上がることに対しても、そうしたポジティブな反応が起きない。反応が見られたとしても、上辺《うわべ》だけでしか、あるいは、ごく一時的にしか見られない。「楽しいことや喜ばしいことがあっても、楽しさや歓びが感じられない」「いままで興味のあったことにも、興味を感じられない」と話すことが多い。

それが、さらに強まったのが、無快感症《アンヘドニア》である。心地よいはずの出来事に対して、歓びやときめきを感じることができない。食事をしても、味がせず、食べる歓びがまったくない。性的な行為も、歓びが失われ、苦痛でしかない。

それに対して、非定型うつ病のような非メランコリー型うつ病では、ある程度反応性が保たれているのが特徴で、自分の興味のあることや好きなことをするときには、割合元気な状態が見られる。また、双極性障害で見られる「うつ」では、反応性の遅れが特徴とされる。きっかけが与えられると、楽しみや歓びを感じることもあるのだが、時間やタイミングを要する。

こうした違いは、臨床的な観察だけでなく、神経生理学的な検査によって裏づけられている。たとえば、近赤外線スペクトロスコピー（ＮＩＲＳ）で前頭前野の活動を測定し、課題をさせたとき、大うつ病の人では、課題によって刺激しても、活動性はあまり高まらない。一方、双極性障害の人では、時間はかかるものの、健康な人と同じくらい活動性の賦活《ふかつ》（刺激を与えて活発にすること）がみられる。この反応性の違いにより、単極性の大うつ病と双極性障害を見分ける試みも行われている。このことは、メランコリー型うつ病のうつ状態においては、励ましは禁物だが、双極性障害の場合には、励ましや誘いが、必ずしもマイナスでないことと関係している。ただし、実際には、双極性障害の場合にも、身動きできないほど反応性が低下している場合もある。大うつ病でも、ある程度回復してくると、反応性がよくなってくる。診断名というよりも、そのときの状態に応じた対応が必要になる。

よく喋る「うつ」と口数が減る「うつ」

ＰＭＤや反応性の有無が、うつの診断では重要になるのだが、それを総合的に見分けるうえで、とてもわかりやすい指標は、口数である。同じ「うつ」の人でも、よく喋る「うつ」と、口数が減る「うつ」がある。よく喋る「うつ」の人は、自分の苦しさや不満を、何十分も、滔々《とうとう》と喋り続けることも珍しくない。また、最初は、口数が少なく見えるが、話しているうちに、どんどん喋り出すという場合もある。一方、声を発するのも苦しそうで、質問をしてから、一分くらい待って、ようやく小さな声で、ぼそぼそと言葉が返ってくるという状態もある。

おわかりいただけると思うが、後者の状態では、ＰＭＤや反応性低下が顕著に見られているわけである。一方、前者の場合は、本人の苦痛は強いものの、ＰＭＤや反応性の低下は、軽度であると言える。後者の場合のとき、メランコリー型うつ病を疑い、前者のように、よく喋る「うつ」に出会ったら、非定型うつ病などの非メランコリー型うつ病や双極性障害を疑うことになる。

うつでは記憶力、判断力も低下する

診断基準には挙がっていないが、うつで見られやすい症状として、記憶力の低下がある。ことに、その場限りのメモ的な記憶である作業記憶（ワーキングメモリー）が低下しやすい。そのため、計算をしたり、相手の話を聞き取ったりといったことも、普段よりスムーズにいかなくなる。作業記憶の低下は、集中力の低下と密接に関係している。

また、出来事の記憶であるエピソード記憶も低下するため、いわゆる物忘れが多くなることも珍しくない。物をどこに置いたかわからなくなったり、最近の出来事や人の名前を思い出せなかったり、ということも起こる。そのため認知症の始まりではないかと疑われ、認知症と誤診されてしまうこともある。両者の大きな違いは、うつによるものでは、適切な治療を行うと回復することである。

うつ状態で、顕著に低下するもう一つの高次脳機能は、判断力である。難しい判断を要することは無論のこと、簡単なことでも判断ができにくくなる。献立を決めるとか、着ていく服を決めるとかといった些細なことでもなかなか決められない。判断力は、もっとも高次の脳機能であり、気分の影響を受けやすく、回復にもっとも時間を要する。そのため、うつや躁のときに、重要な決断をすることは避けなければならない。

社会学者マックス・ウェーバーも、うつで苦しんだ

『プロテスタンティズムの倫理と資本主義の精神』などの名著で知られる偉大な学者であり、政治家でもあったマックス・ウェーバーは、働き盛りの年代に、うつに苦しみ、七年にもわた

る闘病を経験した。ウェーバーが、うつの最初の症状に見舞われたのは、三十三歳の冬のことである。当時、ウェーバーは新進気鋭の学者として、すでに大学教授の地位にあり、学者としても、教育者としても、また政治家としても、上昇の最中にあって、華々しい前途が期待されていた。頭脳明晰なだけでなく、頑健そのものの体は、エネルギーと活力に満ち、行動的で、ユーモアに富み、学生にも慕われていた。まさか、精神的な病魔が忍び寄るとは、本人には勿論、周囲にも想像しがたいことであった。

きっかけと考えられるのは、ハイデルベルク大学から招聘を受け、前年の春、住み慣れたフライブルクを離れ、ハイデルベルクに移ったことと、その年の夏に起きた父親の悲劇的な死である。息子の新居に、両親が遊びに訪れたのだが、そこで諍《いさか》いになり、父親と息子はぶつかった挙げ句、喧嘩別れになっていたのだ。仲直りもせぬまま、父親は、旅先で突然他界したのである。この出来事は、生真面目なウェーバーの心に、影を落とさずにはいなかっただろう。

その冬、山積みの仕事に追われながら、試験を控えた学生の指導に精魂を傾けた後、ウェーバーはかつて経験したことがないような疲労と体の違和感を覚える。「頭の猛烈なほてりと強い緊張感とともに疲労困憊」に襲われたのだ。医者は過労だと言い、その勧めに従い、二週間ばかりレマン湖畔に滞在して、のんびり過ごした。それで、だいぶ回復したと感じ、新学期の仕事に取りかかることができた。ところが、二、三週間根を詰めて仕事をすると、眠れなくなってしまう。五月になって、親しい友人が訪れ、ハイキングに出掛けたが、いつもなら楽しみにしていることが、ちっとも楽しく感じられない。目にする新緑の美しささえも、「どんよりとしたヴェールに蔽いかくされてしまっているように思えた」。疲れ果てたように感じ、わけもなく涙があふれ出してくるありさまだった。

ウェーバーは、夏休みの間、サナトリウムに入院して治療することになる。病状は好転したように見え、秋学期が始まると、彼は講義やゼミを再開した。だが、よかったのは最初のうちだけで、再び仕事がうまくこなせなくなった。あれほど楽しく、熱中して取り組めた講義が、苦痛で堪らなくなってしまったのである。頭が回らず、言葉もうまく出てこない。講義ノートを読もうとしても、意味が頭に入ってこない。ウェーバー自身、その状態を「神経がいうことをきかない」と述べている。

高度な集中を要する学者にとって、人前で話すことも、本を読むことさえもできないのは、仕事を続けるうえで致命的であった。その年のクリスマス、彼は教授の職を辞する決意をする。しかし、慰留され、二年間にわたる休職生活に入ることとなる。

薬物療法も未発達だった当時、ウェーバーがいかにしてうつを克服していったかについては、後の章で述べたい。ここでは、ウェーバーのような優れた能力と活力にあふれた人物でも、うつに陥ると、体を動かすことも、喋ることさえも、非常な努力を要する難事となり、楽しかったことさえも、苦痛になってしまうということを理解していただければと思う。

（引用箇所　マリアンネ・ウェーバー『マックス・ウェーバー』大久保和郎訳、後出も同じ）

うつでは慢性的な痛みに悩む人が多い

診断基準にはないが、頻度の高い、うつに伴いやすい症状の一つは、頑固で慢性的な痛みに悩まされることである。頭痛、顔面痛、胸痛、腰痛などが多い。頭痛や顔面痛では、「膜が張ったようだ」「何かが張りついたようだ」「帽子をかぶったようだ」「重しを載せられたようだ」といった特有の訴え方をする。三カ月以上、慢性的な痛みで悩んでいる人では、うつの症状がみられやすい。しかも、うつの人では、現時点で痛みに悩まされているだけでなく、将来的に、腰痛などの慢性的な痛みで苦しみやすい。つまり痛みがうつを引き起こすだけでなく、うつが痛みを引きよせるという悪循環を生むのだ。

前項で紹介したウェーバーの場合も、背中や腕の痛みに悩まされた。そのため、調子の悪いときには、手紙を書くことも、クリスマスツリーの飾り付けを手伝うことも、思うようにできなかった。

痛みには、主にノルアドレナリン系、セロトニン系が関与するが、うつ状態では、こうした神経系の異常が起きており、悪化の一因となる。また、痛みは炎症反応とも関係が深いが、うつでは、炎症反応が通常より亢進《こうしん》（活動が高まりすぎること）した状態がしばしば見られる。これらの点については、後の章でもう一度見ていきたいが、この悪循環を断ち切るためには、その根底にある状態を改善することが必要だ。実際、うつの治療を行うと、こうした痛みが軽減することが多い。鎮痛薬よりも、抗うつ薬が効を奏するのである。

引きこもりの背景に多い「うつ」

引きこもりの若者は七十万人とも推計されている。引きこもりの傾向は、若者だけでなく中高年や老齢世代でも強まっている。その背景には、社会的な絆が希薄となり、部屋の外に居場所を失った現代社会の問題も関わっているが、潜在している原因として意外に多いのは、「うつ」による引きこもりである。大学生の間では、「五月病」というのが、昔から有名である。四月には元気に大学に来ていたのに、連休明けからちっとも大学に出てこなくなり、下宿で悶々としているというもので、いまも少なくない。

そこには、目標の大学に入ったものの、夢と現実のギャップに方向性を失い、アイデンティティの危機に陥っているといった心理状況が指摘されてきた。中には、自殺に至るというケースもあった。確かに心理面での危機もあっただろうが、元気いっぱいに受験勉強に励んでいた同じ若者が、急に起きることもできなくなるという状況を精神医学的に見ると、「うつ」を疑わざるを得ない。うつを疑うことが重要なのは、うつ状態であれば、適切な治療を行うことで、早期にその状態を抜け出すことも可能だからである。

ただし、その場合に注意すべきは、単極性のうつ病だけでなく、次の例のように、しばしば双極性障害のうつ状態がひそんでいるということである。若い人のうつでは、双極性障害が多いのである。

「人が変わったように」無気力になった大学生

学力優秀で頑張り屋だった文武両道の青年は、進学校に在学中もラグビー選手として活躍した。青年の前途には、洋々とした未来が開けていることを、誰一人疑う者はいなかった。大学進学を果たした青年は、一人暮らしを始めた。様子がおかしいことに気づいたのは、その年も終わりに近づいた頃のことだった。青年が大学の講義を休んで、出席日数が危うくなっていると、大学の教務課から親元に電話があったのだ。驚いて駆けつけてみると、当の本人は、アパートで敷きっぱなしの布団に、ほとんど寝たきりの状態で暮らしていた。きれい好きで、いつも整理整頓の行き届いていた部屋を見慣れていた家族は、アパートの部屋を見て唖然とした。一カ月以上、掃除をした気配はなく、ゴミや脱ぎ捨てた衣類が、層をなすように散乱していたのである。

その後、親元に帰って生活したが、無気力な状態が、翌春まで続き、結局留年する。だが、その後復活を遂げ、無事卒業した。しかし、就職して残業が続いていたある日、急に起きられなくなり、仕事を休むようになってしまう。頑張り続けて、ある日、糸がぷっつり切れてしまったかのようであった。このとき初めて、近くのクリニックを受診し、うつと診断され、抗うつ薬を処方され、みるみる元気になる。仕事にも出られるようになり喜んでいた矢先、突然、会社でトラブルになり、自ら辞めてしまう。その後も浪費や大口を叩くことが目立つようになり、気がつくと、多額の借金ができていた。躁状態になっていたのである。

このケースにみられた引きこもりは、双極性障害に伴ううつ状態によるものであったと考えられる。

第二節　躁状態とその症状

躁状態は、程度が重く、日常生活や社会生活の破綻が避けられない「躁病エピソード」と、程度が軽く、多少問題はあるものの、日常生活や社会生活が破綻するほどではない一過性の「軽躁エピソード」に分けられる。前者の状態を、単に「躁（状態）」、後者を「軽躁（状態）」と呼ぶことも多い。

朝早く目覚めてもスッキリ

躁であれ、軽躁であれ、躁状態に共通して見られる最初の徴候は、朝早く、爽快な気分で目が覚めることである。それまで、なかなか朝が起きられず、昼頃まで眠っていた人が、ある日突然、四時か五時に目を覚まして、元気いっぱいに活動を始めるということが起きる。時には、二時、三時に目を覚ましても、頭はスッキリして、活力に満ちている。夜中であろうと、目が覚めると、布団の中でじっとしていることはできず、いきなり活動を始める。外を歩き回ったり、洗濯を始めたりする。家族は起こされてしまい、周囲の方が睡眠不足になってしまうが、本人は、高揚した爽快な気分で、十分睡眠をとったと感じている。

軽躁でも、それまでなかなか起きられなかった人が、ずっと短い睡眠で熟睡したと感じ、眠気もなく活発に動けるようになる。

口数が増え、声も話も大きくなる

躁状態の徴候として、もう一つ重要なのは、口数と声である。躁でも軽躁でも、多弁になると同時に、声に張りが出て、大きくなる。喋り出すと止まらず、声もよく響くため、相手がうるさく感じることも多い。声だけでなく、表情や体の動きにも、生気とエネルギーが漲《みなぎ》り、軽快になる。よく喋りよく笑う。喜怒哀楽や感情表現も豊かになる。若返ったように見えることもある。ことに女性では、化粧の仕方や服装が変わるため、別人のように見えることもある。

「別人」になった女性

ある五十代の女性患者は、数年前から開放病棟に入院していた。うつむき加減な目に力はなく、口数も少なかった。白髪が目立ち、化粧っ気もなく、実際の年齢よりも、かなり老けて見えた。統合失調症として治療されていたが、一年ほど同じ状態が続いたため、思い切って抗うつ薬を処方したところ、次第に元気になり、半年後には、退院するまでになった。

ところが、外来診察の日に、診察室に入ってきた患者さんを見て、驚いた。というのも、目の前にいる女性は、長く黒い髪の若々しい女性で、完璧なメーキャップを施し、高級そうな毛皮のコートに身を包んでいたからである。「先生、お陰で元気になりました」という声を聞いて、ようやく同じ女性だということがわかったのだが、あまりの違いに、しばらくは頭が混乱したままだった。開放病棟でうつむきがちに暮らしていた白髪の女性と、目の前の若々しく輝いている女性が、どうしてもつながらなかったのだ。

女性の話を聞いて、別の不安に囚われることとなった。女性は、いま、クラブでホステスとして働いているという。一週間前から男性と同居しているが、別れようかと思うとも話した。

女性は双極性障害で、長いうつから躁に転じていたのである。大あわてで、気分安定化薬に切り換え、ことなきを得たのである。

気分や活力の高揚は、声や表情といった外面的な部分に現れるだけでなく、話の中身や思考の内容にも現れる。特徴的なのは、話が大きくなったり、極端になったりすることである。突拍子もないアイデアや企画を思いつき、実現不能の誇大な計画に夢中になることもある。かと思うと、それまで我慢していた不満や要求を爆発させ、攻撃的になることもある。新しいことに挑戦したり、変化を起こしたりすることに対して、恐れや不安が消え、重大な人生の決断を、よく考えずに即断してしまうこともある。

これらは、気分の高揚とともに、抑制（ブレーキ）が弱まることによって生じる。エンジンの出力が増すだけでなく、ブレーキの利きも甘くなってしまうのである。当然、トラブルや判断ミスが起きやすく、のちのち痛恨となる大失敗の原因を作ってしまいやすい。

しかし、すべてがマイナスに働くわけではなく、一見非現実的とも思われるアイデアが、まったく新しいコンセプトを生み出す原動力となることもあるし、雁字《がんじ》搦《がら》めになっていた人間関係を清算したり、過重なストレスから解放されるきっかけとなったりする面もある。ある意味、危険なほどにエネルギーが高まらなければ、現実の囚われから抜け出し、新たな変化を引き起こすことができなかったとも言えるのだ。

ただ、取り返しのつかないトラブルや事故を避けるためには、普段より急に声が大きくなったり、よく喋るようになったとき、気分の波がある人では、躁になっていないか気をつけて、行動にブレーキをかける必要がある。

疲れを知らない子どものように

躁状態のもう一つの特徴は、疲れを感じにくいということである。短時間の睡眠で、休みもせずに動き回っているのに、本人は全然平気である。まるでスーパーマンになったように、無尽蔵のエネルギーが体から湧いてきて、いくらでも動けると感じることもある。それゆえ動き続けてしまうことが、のちのち害をもたらすことになる。自覚されない疲労が蓄積され、次の落ち込みを準備してしまうのである。

「疲れを知らない」状態は、いずれ終わりを迎える。数週間から数カ月と、人によって幅はあるが、躁状態が終わりに近づくにつれ、次第に体が重くなるとともに、不機嫌になったり、怒りっぽくなったりする。幼い子どもは、疲れを自覚しにくいため、動き続けて、ついに体が限界を超えると、むずかったり、イライラしたりするが、それと同じことが起きるのだ。

さらに、それを超えると、気分も体も重くなり、鉛でも詰められているように感じて、次第にうつに入ってしまう。

うつを防ぎ、波をなだらかにするためにも、躁のときに、できるだけ活動を控え、この時期に疲れをため込まないようにする必要がある。実際には、躁状態になると、自分でコントロールすることは非常に難しい。スピードメーターが壊れたのと同じで、自分では、躁になっていることが自覚されないためだ。したがって、周囲から助言をもらって、自分の状態をモニターする必要がある。

躁やうつの波を繰り返すうちに、次第に自分でも、危険な徴候がわかるようになり、また周囲の助言にも耳を傾けるようになって、段々と自己コントロールが利くようになる。その場合も、薬物療法を続けることが必須で、自己コントロールを過信するのは、失敗のもとである。

暴走から混乱に至る躁病エピソード

ここまで述べたことは、躁でも軽躁でも共通して見られる特徴である。では、躁に特徴的な症状や経過とは、どういうものであろうか。

躁と軽躁の違いは、程度の差というだけでなく、質的なものも見られる。

躁病エピソードの最大の特徴は、加速度的な燃え上がり過程である。最初のうち、陽気で、快活で、行動的で、自信に満ち、創造的で生産的な期間も見られるが、そうした期間は長続きせず、あっという間に度が過ぎた状態になっていく。そうなると、止まるところを知らずに、どんどんエスカレートし続ける。軽躁のように、ほどほどのところで止まるということがない。

もう一つの特徴は、情動の著しい不安定さと暴発である。最初見られた陽気さや朗らかさは、怒りっぽさや短気、イライラに変わり、攻撃的になっていく。気分が目まぐるしく変わり、笑っているかと思うと泣き出し、今度は怒り出すといった具合に、定まりがなくなっていく。

注意欠陥や混乱も、躁の特徴である。行動は次第に集中力を欠くようになり、何かをやりかけては、気が変わって、また別のことをやり出すという具合で、纏まりを失っていく。注意の転導性（切り替わりやすさ）が著しく亢進し、集中困難を来《きた》してくる。

四番目の特徴として、現実感の著しい欠如が挙げられる。最初は、魅力的に見えた野心的な計画も、次第に現実性を欠いた方向に突き進んでいく。最後は、風車に立ち向かうドン・キホーテ的な様相を帯びてくる。

躁状態がもっともひどいときのことについて、覚えていないことも多いが、記憶の脱落は、注意欠陥や現実感の欠如した意識状態のためと考えられる。

躁病エピソードでは、無治療で放置すると、周囲とのトラブルや乱費、性的放縦といった問題だけでなく、幻覚、妄想や錯乱による激しい行動暴発、眠らずに行動し続けることによる身体的衰弱などで、ほぼ百パーセント入院が必要な状態に至ってしまう。

中島らも氏の場合

作家の中島らも氏も、双極性障害を抱えていたことで知られている。中島氏が、最初の激しい躁状態を経験したのは、四十二歳のときだった。それまで、何度かうつに苦しめられていたが、いずれも回復し、乗りに乗って仕事をこなしている矢先のことだった。破天荒な作風や人柄が注目され、人気も急上昇の頃である。きっかけは、上海への取材旅行だった。一晩中眠らずに喋り続け、同室のスタッフを閉口させたかと思うと、移動中のタクシーの中で、ビニール袋に小便をして、驚いているスタッフに、「きみにあげるよ」とそのビニール袋を手渡したりした。しかし、この頃は、まだ周囲も本人も「病気」だとは思わなかった。

帰国すると、その後もバリ島でテレビの仕事が待っていた。バリ島に行く前に、締め切りを迎える原稿の仕事もあった。丸二日、ほとんど眠らずに口述筆記を続けて、原稿を片づけると、バリ島行きの飛行機に飛び乗ったのである。ところが、飛行機の中でも眠れない状態が続いた。バリ島に着いた頃には、上機嫌を通り越して、中島氏は、ひどく不機嫌で怒りっぽくなっていた。ロケの段取りの悪さに、いつもなら笑ってすませるはずが、夜中までスタッフに説教し続け、しまいには、感情が嵩じて泣き出してしまった。

帰国後も落ち着かず、自身が脚本を書いた演劇の公演を控えていたが、役者をつかまえては、酒に付き合わせ、夜も寝ずに喋り続ける。際限なく湧き出すイメージに言葉が追いつかず、「意味の判別できないような単語の羅列」になってしまったのだ。観念奔逸と呼ばれる、躁状態に典型的な症状である。ついには、一点を睨みつける状態で、散らかった部屋には、フレームの捩《ね》じ折られたメガネが、大便といっしょにころがっていたという。結局、中島氏は、入院することとなる。

中島らも氏の場合は、気分障害にアルコール依存症が合併していたが、そうしたケースも多い。アルコールは、中長期的には、うつや躁を悪化させてしまい、悪循環を形成する。気分障害にアルコール依存症が合併している場合には、断酒が必要である。

旅行や恋愛、悲しいこともきっかけに

躁状態は、生物学的な気分の波によるものと考えられるので、外的要因や心理的要因は、あくまできっかけであって、病気の原因ではない。ただ、そのきっかけがなければ、躁は起きなかっただろう（その後、別のきっかけで、発症していたかもしれないが）という場合もある。きっかけとして多いのは、働き過ぎなどによる睡眠不足、旅行（ことに海外旅行）や恋愛、友人との再会、環境の変化や責任の増大などであるが、意外に、身内の死や天変地異といった悲

しむべきことも、躁状態のきっかけになることがある。しっかりしなければならないという躁的防衛が働くことにより、うつになるのをはね除けようとして、躁になってしまうのである。

ある三十代の女性は、夫が急に亡くなり、眠れない日が続いていた。自分が頑張って、残された二人の子どもを育てないといけないと決意し、子どもを母親のもとに預け、仕事を見つけて働き始める。ところが、次第に多弁で陽気になり、服装も派手になって夜も外出がちになる。周囲が異変に気づいたときには、高価な衣類や装身具を買い込み、夫の死亡保険金を半分以上使ってしまっていた。

躁とうつが交じった「混合状態」

躁状態の経過中に、うつ状態が入り交じった「混合状態」が、しばしば出現する。元気一杯で自信に満ちあふれ、大演説をぶっていたかと思うと、急に気弱になって、しくしく泣き出すという具合に、正反対の気分に状態が変わるのが特徴である。陽気で朗らかというよりも、怒りや不機嫌といったネガティブな感情を周囲にぶつけてくることも多く、しばしば対処が困難になることもあるが、同じ気分が長続きしないので、支える側は、そこでぶつからずに、気分がよい方に変わるのをさりげなく助けるとよい。

「性格」と見分けにくい軽躁状態

躁に対して、軽躁は、症状の程度も軽く、際限なく悪化していくというよりも、ハイテンションな状態がしばらく持続するというプラトーな（高原状の）推移を見せるため、不安定な印象を受けにくい。情動の著しい不安定さや暴発といった問題も、集中困難や混乱、現実感の欠如といった支障も生じにくいため、本人は快調に仕事をこなし、遊びに熱中しているということも多い。実際、仕事や遊びでよい成果が出て、「絶好調」ということも少なくない。そのため、病気の症状とは思われず、むしろ「有能」「超人」と受け止められるか、精々、テンションの高い「性格」と見なされることが多い。

ただ、もう少し踏み込んで状況を見てみると、軽躁のときに、軽はずみに始めた計画や事業に、後で手を焼くことになったり、恋愛問題や対人関係の火種をまき散らしてしまい、後で処理に追われたり、ということも珍しくない。それが、軽躁に続くうつを深める原因ともなりやすい。

そういう意味で、軽躁は、なかなか自覚されにくいという面があるし、軽躁を治療されることに、強い抵抗を覚えることも多い。せっかく元気で、生産的な状態にあるのに、それを、わざわざ落とす必要などないと思うのだ。仕事で問題を起こしたり、対人関係のトラブルで、損を重ねたりしている場合でも、「これは、自分のキャラだから」と、言うことが多い。しかし、軽躁とその後に続くうつ状態はセットになっており、うつ状態を防ぐためには、軽躁も含めて治療する必要がある。詳しくは、双極性障害の項で述べたい。

第三節　気分障害の分類と鑑別診断

気分障害は、大きく分けて、経過中にうつ状態だけを示す「単極性うつ病（抑うつ性障害）」と、躁とうつを示す「双極性障害（躁うつ病）」、ストレスや体の病気、薬物の影響など外的要因により一過性に起きるものに分けられる。ストレスによる一過性のものは「適応障害」、体の病気や脳の器質的障害によるものは、「一般疾患による気分障害」、麻薬、薬物など精神に影響を与える物質によるものは「物質誘発性気分障害」と呼ばれる。

明らかなうつや躁だけでなく、気分や活動性、睡眠などに極端な波があり、生活に支障が生じていて、気分障害が疑われるとき、まず、前に挙げた五つの障害のどれに該当するのかを見分ける必要がある。

最初に行うべきは、気分の問題が、体や脳の病気によって引き起こされていないか、薬物の影響によるものではないかをチェックすることである。

さまざまな体の原因で躁やうつは起きる

うつ状態だけでなく、躁状態も体の病気が原因でも起きる。気分障害が実は体にひそんでいた病気によるものだったということも少なくない。

うつを引き起こす代表的な身体疾患には、甲状腺機能低下症（亢進症でも）などの内分泌疾患、脳血管障害、パーキンソン病、多発性硬化症などの神経疾患、ビタミンB_{12}欠乏症、肝炎、HIVなどのウイルス感染症、膵臓ガンなどの悪性腫瘍がある。

一方、躁を引き起こしやすい身体疾患としては、甲状腺機能亢進症などの内分泌疾患やSLE（全身性エリテマトーデス）などの自己免疫疾患、脳血管障害、前頭側頭型認知症などの神経疾患、肝障害の末期に起きる肝性脳症、脳腫瘍、頭部外傷などがある。

代表的な疾患を見ればお気づきのように、同じ疾患が、躁とうつの両方の原因となることも多い。たとえば、脳血管障害では、うつが多いが、障害される脳の領域によっては、躁になることもある。また、他の疾患や外傷による場合でも、気分をコントロールする領域（前頭葉や前部帯状回）が障害されると、躁とうつ両方の波が出現しやすくなる。

気分障害を引き起こす物質

さまざまな薬剤や物質が、気分障害の原因となる。もっとも身近で、多くの人が関係しているのが、アルコールである。ストレスを感じると、アルコールなど発揚効果やリラックス効果のあるものを摂りたくなるが、飲酒は、うつなどの気分障害を引き起こす原因となり、しばしば悪循環をもたらす。

覚醒剤やコカイン、マリファナ、ＬＳＤなどの合成麻薬でも、気分障害が引き起こされ、回復に長期間を要する。うつを紛らわせるために、違法な薬物に頼るというケースも非常に多く、デッド・スパイラルに陥る。

治療に使われる薬品が、気分障害の原因となることも珍しくない。代表的なものとしては、ステロイド（副腎皮質ホルモン）で、躁もうつも生じ得る。また、Ｃ型肝炎の治療などに使われるインターフェロンでも、うつが生じやすい。鎮痛薬や精神安定剤でも、使い方を誤ると気分障害を生じることがある。自己判断による過量摂取は、その危険を増す。痛みや不安を抑えるために、すぐに薬に頼るということは、慎まねばならない。

ヘミングウェイの場合

『老人と海』『武器よさらば』などの傑作で知られる作家のヘミングウェイは、戦場の前線に乗り込んで取材したり、アフリカに猛獣狩りに出掛けたり、極めて活動的な人物だった。しかし、晩年は、うつ病に苦しめられることになる。うつ病がひどくなる一因となったのが、高血圧の薬として服用していたレセルピンである。この薬は、しばしばうつ病を引き起こすことで知られている。薬の投与が中止されたのは、症状がかなり進んでからであった。ヘミングウェイは、有名なメイヨー・クリニックに、偽名を使って入院した。一旦退院したものの、再び被害妄想を伴ううつがひどくなり、自殺念慮も強まったため、妻はメイヨー・クリニックに連れ戻そうとした。しかし、その道中、飛行機のプロペラに飛び込もうとする気配を見せたために、近くの病院に緊急入院して、電気けいれん療法を受けた。回復したかに見えたが、そう装っていただけだった。退院して間もなく、まだ夜が明けきらない早朝、ヘミングウェイは、散弾銃により自殺を遂げたのである。

「隠れ躁うつ病」に気づくポイント

薬物や身体疾患による可能性が除外されると、今度は、単極性のうつ病か、双極性障害かを確定する。いずれにも該当せず、環境的なストレスに関連してうつや不安の症状が見られる場合には、適応障害と診断する。

単極性か双極性かを鑑別する際に注意を要するのは、現在の状態が、うつ状態だからといって、うつ病とは限らないということである。うつを呈した症例の約五〇%が、実際は、双極性障害（躁うつ病）だったという報告もある。

双極性障害と単極性のうつ病では、治療方針が大きく異なり、双極性障害をうつ病として治療を行った場合、躁転するなどの有害な事態を招いたり、躁うつの波を強めてしまう危険がある。そのため、できるだけ早い段階で、双極性障害の存在に気づき、診断をすることが重要になる。

その場合、双極性障害を疑うポイントとしては、次のようなものが挙げられている。

①軽躁エピソードの存在

軽躁エピソードとは、一過性の軽躁状態のことをいう。性格が変わったように、急に明るくなったり、活動的になったり、大きな計画に取り組んだりしたことはないか。社交的になって、この時期に、恋人や知り合いができたりすることも珍しくない。浪費が強まったり、過大な投資をしたり、思いつきで旅行に出掛けたりということも見られる。

②嬉しいことに反応が見られる

メランコリー型うつ病の場合、気分の反応性が極度に低下し、嬉しいはずのことにも、嬉しい感情が湧かない。それに対して、双極性障害のうつでは、よいことがあると、気分がぐっとよくなり、普通に近い反応をする。

脳のレベルでも、両者の働きの違いが確かめられている。うつ病の人と双極性障害のうつの人で、機能的MRIを用いて脳内の活動を比べると、双極性障害のうつでは、幸せそうな顔の写真を見せるといったポジティブな刺激に対しても、情動の中枢である扁桃体が活発に反応する。うつ病では、ネガティブな刺激に強く反応するが、ポジティブな刺激には反応が乏しい。

③若年発症の大うつ

四十歳未満で大うつ病が出現する場合、双極性障害であるか、将来双極性障害になる可能性がかなり高い。そうしたケースでは、双極性障害が潜在していないか注意する必要がある。

④家族歴がある

双極性障害は、単極性のうつ病よりも、遺伝的要因の関与が大きい。そのため、血のつながった親族に躁うつ病や統合失調症の人がいる場合が少なくない。そうした家族歴が認められるケースでうつ状態がみられる場合、双極性障害の可能性を念頭に置く必要がある。

⑤産後発症である

出産後のうつでは、その後、双極性障害だとわかるケースが少なくない。

⑥抗うつ薬が効きにくい

抗うつ薬に反応しにくいうつでは、しばしば双極性障害だったというケースがある。

⑦病気になる前の性格が、高揚気質

病前の気質が、行動的でテンションの高い高揚気質である場合には、双極性障害によるものであることが多い。

気づきにくい子どもの気分障害

一九七〇年代まで、子どもには、うつ病は稀《まれ》なものだと考えられていた。若者にみられる気分の起伏や落ち込み、イライラといったものも、思春期という変化と自立の時期に伴う自然な現象だと思われていた。七〇年代以降、徐々に若者、子どもにもうつ状態というものが存在するということが知られるようになってきた。今日では、子どもや若者のうつは頻度の高いものであり、うつだけでなく、双極性障害も増加していることがわかってきた。また、考えられている以上に、自殺の危険が高い。

子どもの気分障害では、症状が軽く見えたり、反応性があって、楽しいことをしているときには、元気そうに遊んでいたりするので、病気だとは気づきにくい。PMD（精神運動障害）も目立ちにくい。

それに対して、高齢者のうつでは、PMDが強く出やすく、また、反応性も乏しくなり、典型的なメランコリー型うつ病の症状を呈しやすい。

ADHDに合併することも多い

以前から、ADHD（注意欠陥／多動性障害）の子どもが、大きくなってから、気分障害を合併するケースが少なくないことが知られていた。近年、子どもにも双極性障害が存在することがわかってくるとともに、その多くが、ADHDと診断されている実態も明らかとなってきた。

ただ、子どもの時期に、気分の波やムラを評価することは、それほど容易ではない。子どもは、ある程度気まぐれなものであるし、衝動性や活動性の高いADHDの子どもでは、なおさらである。ただ、ADHDの多くが、年齢とともに多動性の面で改善して、落ち着いてくる一方で、一部では、気分の問題が次第に目立つようになる。こうしたタイプを、元々気分障害があり、ADHDと「誤診」されたと考えるか、ADHDに気分障害が併発（合併）したと考えるかは、議論の分かれるところだが、いまのところ後者の考え方が優勢である。

実際のところ、大きくなってみないとわからないということも多い。ただ、ＡＤＨＤの子どもでは、気分障害にもなりやすいリスクファクターを抱えていることは、理解しておく必要があるだろう。

ＡＤＨＤと並んで、最近増加傾向にあるアスペルガー症候群でも、気分障害が合併しやすい。ただ、それはマイナス面ばかりではなく、軽躁的なエネルギーを、一つの目的に向かって注ぎ込むことで、超人的な仕事や創造を成し遂げることもある。

第四章

気分障害のタイプ

気分障害は、タイプによって経過や治療が異なるため、タイプの見極めが重要である。

前章のおさらいをすると、気分障害は大きく、「単極性うつ病」と「双極性障害」に分けられる。さらに、うつ病は、症状の重い「大うつ病」と小うつが長く続く「ディスチミア（気分変調症）」に分かれる。また、双極性障害は、「双極性I型障害」「双極性II型障害」「気分循環性障害」に分かれる。大うつ病は、さらにメランコリー型と、非定型うつ病などの非メランコリー型に分かれる。本章では、それぞれのタイプの特徴と注意点を述べたい。

第一部 うつ病のタイプ

第一節 大うつ病（単極性うつ病）

1. メランコリー型うつ病

昔から知られる典型的なうつ病である。精神運動障害が強く、体重減少や油が切れたような体の動き、無表情といった、誰の目にも明らかな身体的症状を伴う。

メランコリー型うつ病は、ストレスが引き金になる場合が多いが、なんらそうした誘因が見あたらない場合もある。いずれの場合も、主に生物学的なメカニズムによって起こるものだと考えられている。

一旦発症すると、誘因となったストレスを除去するだけでは、回復しない。骨が折れてから、重りを取り除いても、元に戻らないのと同じである。

薬物療法による改善効果が大きく、電気けいれん療法も有効である。薬物療法としては、SNRI（セロトニン・ノルアドレナリン再取り込み阻害薬）や三環系または四環系抗うつ薬が効果的である。認知療法も有効である。支持的精神療法も、薬物療法と併用することで、治療効果を高めることができる。実行機能障害など認知機能の低下を伴っており、作業療法などのリハビリテーションは、回復において重要な役割を果たす。

2. 精神病性うつ病

二〇〇二年に行われた大規模な生涯有病率調査によると、大うつ病の一八・五％に幻覚や妄想などの精神病症状が認められている。精神病症状を伴ううつ病は、一般に重症度が高く、回復に時間を要したり、再発しやすかったりする。メランコリー型うつ病に含められることもあるが、区別した方がよいという考え方もある。非精神病性うつ病とは、経過や治療方針が若干異なるため、本書では、精神病性うつ病として区別して記載しておく。

自分は過去に悪いことをしたので、罰を受けるといった罪業妄想や、預金が誰かに使われてお金がなくなるといった被害妄想を伴った貧困妄想が、よく見られる。

治療法としては、抗うつ薬と非定型抗精神病薬の組み合わせが、一般的である。抗うつ薬としては、SSRI（選択的セロトニン再取り込み阻害薬）、SNRIまたは三環系抗うつ薬が使われる。電気けいれん療法も有効である。

先に触れたヘミングウェイの場合も、妄想を伴うタイプのうつ病であった。ヘミングウェイは、ノーベル文学賞を取り、毎年多額の印税収入があるにもかかわらず、妻が自分のお金を浪費していると思い込むようになり、また、FBIが自分をマークしているという被害妄想や監視妄想もみられた。夜遅く銀行の灯りがついているのを見ただけで、FBIが自分のことを探っていると言ったり、事故に見せかけて殺されるのではないかと思い込み、車になかなか乗ろうとしないこともあった。自殺する前日も、レストランの隣のテーブルに着いている二人の男について訊ね、妻がセールスマンだと答えると、ヘミングウェイは、「違う、FBIだ」と言ったという。

3. 非定型うつ病——増加する非定型うつ病

メランコリー型うつ病とは症状が異なるだけでなく、抗うつ薬が効かないタイプのうつ病が存在することは、半世紀以上も前から知られていた。通常のうつ病では、早朝覚醒して、睡眠時間が短くなったり、食欲が低下し体重が減少したりするのに対して、このタイプでは、逆に過眠傾向があり、過食や体重増加が見られた。また、従来のうつ病では、喜ぶべきことや楽しいことがあっても、楽しみや歓びが感じられず、気分が持ち上がらないのが特徴であったが、このタイプでは、気分の反応性はよい傾向が見られた。もう一つの特徴として、従来のうつ病では、自分を過度に責めてしまう傾向が強かったが、このタイプでは、自責的な傾向は目立たない。このタイプのうつ病は、通常とタイプが異なるということで、「非定型うつ病」と呼ばれるようになった。

新型うつ病との関係

近年、従来型のうつ病とは特徴の異なるうつ病が増加し、ひっくるめて新型うつ病と呼ばれることがある。新型うつ病の特徴としては、多くは配置転換などの環境変化に伴って発症し、出社（通学）時に症状が悪化するが、仕事（学業）を離れた場面では、うつの症状がぐっと軽減すること、自責感は乏しく、責任転嫁や他罰的な傾向が見られること、休業することにむしろ積極的なことなどである。先にも述べたように、このタイプのうつ病は、一九七〇年代からすでに存在し、「逃避型抑うつ」や「恐怖症型うつ病」という名称を与えられたこともあった。回避性などのパーソナリティ障害との関係が推測される。

そうしたタイプも含めて、従来型でないうつ病に対して「非定型うつ病」という言い方をすることがある。

非定型うつ病の診断

I 気分の反応性 よい出来事や楽しい出来事に対して、気分が明るく反応する。うつがなかったときの反応を一〇〇としたとき、三カ月以内で最も反応したときの反応が五〇以上であれば、反応有りと判定する。

II 関連症状 次のうち二項目以上該当

A．体重増加または過食…体重増加は四キロ以上で、有りと判定。過食は、食べたいという強い欲求が週五日以上、過食したいという欲求や何度も食事をする日が週三日以上、もしくは、無茶食いをする日が週二日以上で、有りと判定。

B．過眠傾向…一日の睡眠時間の合計が一〇時間以上、もしくは、うつがなかったときに比べて、二時間以上増加。

C．鉛のような体の重さ…エネルギーが切れたようで、体が鉛のように重く、些細なことにも努力が必要である。一時間以上そういう状態がある日が、週に三日以上ある。

D．拒絶に対する過敏性…最近の二年間で、次のうちのいずれかが認められたとき、有りと判定。

①対人関係の過敏さ…拒絶や批判されることに過敏で、馬鹿にされている、責められている

と思って、激しく落ち込んだり、強い怒りを感じたりする。

②不安定な対人関係…拒絶されている、責められていると受け取ってしまいやすいために、トラブルや言い争いになりやすい。

③社会的機能の障害…拒絶や批判に対する過敏さのために、学校や職場に行かなくなったり、辞めたり、飲酒量が増えたりしたことがある。

④親密な関係の回避…拒絶や傷つくことを恐れて、親密な人間関係を避ける。

⑤その他拒絶の回避…拒絶や非難を恐れて、生活上の課題を避けようとする（失敗や断られるのを恐れて、面接や就職を避ける。非難されると思って、必要な出席や課題の提出、しなければいけない用事ができない）。

双極性障害との関連性

診断基準からもわかるように、メランコリー型うつ病とは異なり、非定型うつ病では、気分反応性がある程度保たれており、また、うつの症状が出ているときには、睡眠が増えるといった傾向がみられるが、これらの特徴は、実は、双極性障害にみられるうつ状態の特徴でもある。こうしたことから、最近では、非定型うつ病に出会ったら、双極性障害がひそんでいる可能性を考える必要があるということが、臨床家の間で言われるようになっている。

その時点までで、明白な軽躁や躁の時期が認められない場合も、その後、躁や軽躁の症状が現れる可能性がある。したがって、抗うつ薬の投与についても、慎重な配慮や観察が必要である。

回避性や境界性パーソナリティ障害の合併

拒絶や失敗で傷つくことを恐れ、親密な関係や社会的行動、責任がかかることやチャレンジを避けるパーソナリティ・タイプを回避性パーソナリティといい、それによって、社会生活に大きな支障を生じている場合、回避性パーソナリティ障害という。診断基準を見ればわかるように、非定型うつ病の一部は、回避性パーソナリティ障害を合併している。

非定型うつ病では、境界性や自己愛性、妄想性などのパーソナリティ障害も合併しやすい。

境界性パーソナリティ障害は、両極端な気分、対人関係の変動や強い自己否定と自分を損なう行為を特徴とするもので、見捨てられることに過敏で、傷つきやすく、うつ状態を伴う。症状的にも重なる部分があり、合併することが少なくない。

プライドが高く、傲慢で自己特別視の強い自己愛性パーソナリティ障害も、批判や傷つくことに過敏で、怒りや攻撃、ときに回避を起こす傾向があり、自責的なメランコリー型うつ病よりも、非定型うつ病を合併しやすい。

人が信じられず、裏切られるのではないかと邪推し、非難や悪意を過剰に感じてしまう妄想性パーソナリティ障害でも、過敏で不安定な対人関係に陥りやすく、非定型うつ病を合併する場合がある。

大学に行けなくなった女子学生

大学在学中の女性が、朝起きられず、大学も休みがちになっていると、医療機関を受診してきた。女性は、ワンルームマンションで一人暮らしをしているが、コンビニに弁当を買いに行くのがやっとだという。気力がなく、重りでもつけられたように、体がだるく、ほとんど一日中、ベッドで横になっている。ただ、バイトのある日だけは、夕方から起きて、バイトをこなしている。対人関係が苦手なところがあり、親しいといえる友人もいない。傷つけられるのが厭で、深い付き合いを避けてきたという。非定型抗精神病薬と抗うつ薬の処方で、次第に起きられるようになり、学校にも復帰、以前よりも積極的な生活ぶりが見られた。卒業して、故郷で就職した。

回避性の傾向をもった女性にみられた非定型うつ病のケースだが、非定型抗精神病薬の作用で、過敏性や不安が軽減して、活動しやすくなったものと考えられる。

治療と経過

このタイプは、通常の抗うつ薬が効かず、慢性化や長期化しやすいとされる。三環系抗うつ薬やSSRI、SNRIを用いることで、ある程度効果があることもある。抗うつ薬に、ある種類の非定型抗精神病薬を組み合わせることで、著効を示すケースもある。双極性障害がひそんでいる可能性が疑われる場合には、気分安定化薬や非定型抗精神病薬がファーストチョイスとなる。パーソナリティ障害を合併している場合は、その部分への働きかけが不可欠である。

また、いわゆる「新型うつ病」では、従来型のうつ病のように、とにかく休息させ、励ましたり、頑張らせたりすることは極力控え、のんびりと回復を待つという方針が、逆に、回避的な状況を固定させてしまう場合も多い。気持ちを奮い立たせ、現実に立ち向かう心構えを養い、それに向けて、現実的な準備と努力を積み重ねていくというトレーニング型の治療が必要になる。本人も回復と復帰を望んでいるのだが、足がすくんでしまうという状況を突破させるには、肩を押してやることも必要なのだ。

仕事に行こうとすると気分が悪くなる

三十代の男性が、仕事に行こうとすると、気分が悪くなると訴えて、医療機関を受診してきた。仕事の日は気分が重く、朝が起きられない。ただ、休みの日は、割合普通で、朝から自分の趣味のことをしている。会社の理不尽なやり方や人使いの荒さに、不満を言い続け、最後に、しばらく休みたいので、診断書を書いてほしいと訴えた。これ以上ダメージが大きくなる前に、休むのが適当と判断し、診断書を書くことに応じると、急に表情が和らいだ。休みの間は調子がいいと、来るたびに話していたが、診断書が切れる日が近づくと、また、表情が冴えなくなり、気分も下降した。

そこで、日記をつけて、その日、取り組んだ課題や運動、気分転換の活動について、記録するように言った。課題は、仕事内容に関係のあるものとし、運動療法にも力を入れた。体力がついて、課題に取り組める時間が増えるにつれて、発言も前向きになり、逃げずにもう一度挑戦することを受け入れるようになった。復帰後もストレスが高まると、仕事を休みたいということがあったが、その後、転職して、落ち着いた。

こうしたケースの多くには、職場環境に対応しきれない適応障害の側面がある。

4 季節性うつ病

一部の人では、ある特定の季節にうつになりやすいという場合が少なくない。もっとも多いのは、秋から冬にかけて、日照時間が短くなる季節に、うつ状態になる冬季うつ病である。春や梅雨時に、決まってうつ状態が見られるケースもある。うつ状態になると、活動性が低下すると共に、睡眠時間が長くなるのが特徴である。反応性はある程度保たれており、ほどよい刺激があった方が、活動性が保たれやすい。動きにくいからといって、何もしなくなると、寝込んだ状態になりやすい。症状からもわかるように、双極性障害との関連が強い。

治療には、抗うつ薬や気分安定化薬が用いられる。ある種の非定型抗精神病薬が有効な場合もある。数千ルクスの光を全身に浴びる高照度光療法やトリプトファンを多く含んだ食事も効果が期待できる。

第二節　気分変調症

気分変調症と「憂鬱屋」

シェークスピアの喜劇『お気に召すまま』には、いつも憂鬱に悩み悲観的なことを口にするジェイクイズという人物が登場する。エネルギーが乏しく、疲れやすく、絶えず悲観的な考えに囚われ、人生を儚《はかな》み、楽しさよりも、悲嘆や苦しみを感じて、溜め息ばかりついている。

こうしたタイプが気分変調症（ディスチミア）というものの典型である。うつの中に、日常生活はどうにか行える程度の比較的軽いうつ状態が、長年にわたって続くタイプがあることが、かなり以前から知られていた。「性格」と思われることも多く、実際、神経質で、自信がなく、不安の強い性格との結びつきがみられ、「抑うつ神経症」と呼ばれていたこともあった。一九八〇年にできたDSM-Ⅲで「気分変調症」という病名が用いられることになった。

気分変調症は、全人口の生涯有病率が約三〜四%という頻度の高い疾患であり、その四割は、罹病《りびょう》期間が十年以上の長期にわたる。女性の頻度は、男性の約二倍である。半数以上が、何らかのパーソナリティ障害を合併し、性格的要素との結びつきが強い。不安障害や大うつ病との合併も四割以上と高い。大うつ病との合併は、ダブル・デプレッション（二重うつ病）と呼ばれる。また、気分変調症に非定型うつ病が合併することもある。

発症年齢は十〜四十五歳で、大うつ病よりも若い時期に発症することが多く、十代の子どもにも少なくない。十歳未満の発症もある。若年発症のケースでは、家族に気分障害の人がいる割合が五割程度と多く、半数以上の親に何らかの精神的な問題が見出されたという調査結果もある。元気がなく、悲観的な親の存在は、直接間接の影響を子どもに及ぼすものと考えられ、悪い連鎖を予防することが重要になる。子どもの気分変調症では、将来、大うつ病にかかる危険も高い。

大うつ病との違いは、日常生活や社会生活がどうにか維持されているケースが多いことで、社会的引きこもりに陥るケースは八%ほどと、大うつ病の六分の一以下である。以前は、性格的な要素が強く、薬物療法にも反応しにくいと考えられていたが、実際には、SSRIなどの抗うつ薬で改善が期待できる。ただ、一部に「躁転」するケースがあることが知られており、双極性障害がひそんでいることがある。その場合には、気分安定化薬との併用が必要である。

不満や愚痴ばかり言う女性

二十代の女性が、気分が沈みがちだと言って、医療機関を受診した。線が細く、表情は少し曇っているが、滑らかによく喋り、重病の印象はない。子どものころから、ネガティブな方にばかり考えるところがあり、気分がよいと感じることは、ごくたまにしかないという。三年程前に結婚したが、いつもどこか具合が悪い感じで、家事ができない日も多いという。夫に不満や愚痴ばかりを言っているが、夫は優しい人で、黙って妻の言い分を聞いている。母親自身、精神的に不安定だったこともあって、本人にあまり愛情をかけられなかった。母親に会うと、余計に気持ちがブルーになるという。

気分変調症では、ネガティブな認知やストレスに対する過敏性とともに、親との関係の問題がしばしばみられる。

第三節　その他の原因で起きるうつ状態

1. 適応障害

環境的なストレスが原因で、軽度のうつや不安などの症状がみられるものである。ストレス要因から離れると、元気を回復するのが特徴である。

2. ストレス性障害

事故や天変地異、犯罪の被害に遭うといった、強い衝撃を受けた出来事が原因となって、神経の過剰な緊張状態やショッキングな場面のフラッシュバックなどがみられるもので、しばしばうつ状態を伴う。ショッキングな体験の直後から発症する場合と、遅れて発症する場合がある。

3. 器質性うつ病　血管性うつ病など

脳の器質的な異常により、うつ状態が見られることがある。もっとも多いのは、脳出血や脳梗塞の後遺症に伴う血管性うつ病である。抗うつ薬が奏効することが多い。

4. 薬剤誘発性うつ病

三章でも述べたが、違法なドラッグの使用によって起きるものと、医療的に使われる薬の影響で起きるものがある。覚醒剤などの違法ドラッグの後遺症でみられるうつ状態は、しばしば重症で、自殺に至るケースも少なくない。

第二部　双極性障害とそのタイプ

1．双極性Ⅰ型障害

躁とうつを繰り返すタイプである。激しい躁状態の時期が認められることが、診断のポイントとなる。本格的な躁状態では、二、三時間の睡眠で活動し続け、さまざまなことに首を突っ込み、最初は人当たりがよく、有能で意欲的な人物と見られるが、次第に度が過ぎていき、軽はずみになったり、怒りっぽくなったり、脱線したりが目立つようになり、トラブルが頻発し、危なっかしい行動が増える。対人トラブルとともに、浪費や借金といった金銭的なトラブルも、生じやすい。数百万円もの買い物をしたり、数千万円を株式投資して大きな損失を出したりということも珍しくない。また、本来は慎み深い人が、奔放に異性関係をもったり、不倫に走ったりするということも、しばしば起き、躁状態が終わってから、本人を苦しめることにもなる。

北杜夫氏の場合

『楡家の人々』や『どくとるマンボウ』シリーズで知られる作家の北杜夫氏は、激しい躁に翻弄された体験をもち、双極性Ⅰ型障害と考えられる。北氏は、躁状態のときは、朝早くから起きて、慌ただしく株式の売買を繰り返し、うつ状態のときには、夕方まで寝ていたという。株式投資で大損し、預金も底をついて、お嬢さんのお年玉にまで手をつけることもあったと、愛嬢の斎藤由香氏は語っている。あるときは、躁状態が嵩じて、テレビのリモコンに齧《かじ》りつこうとしていた。ぼうっとして反応もないので、脳出血でも起こしたのかと、家族が大あわてで、救急車を呼ぶと、運悪く救急車が出払っていたため、消防車が来たという。ところが、病院に行く間に、我に返ったらしく、また大いに元気になって、救急隊員を相手に、「俺様は、世界で一番の躁うつ病で、そのへんのやぶ医者には治せない」と大演説をぶっていたという。その間の様子は、『パパは楽しい躁うつ病』で語られている。本人も、

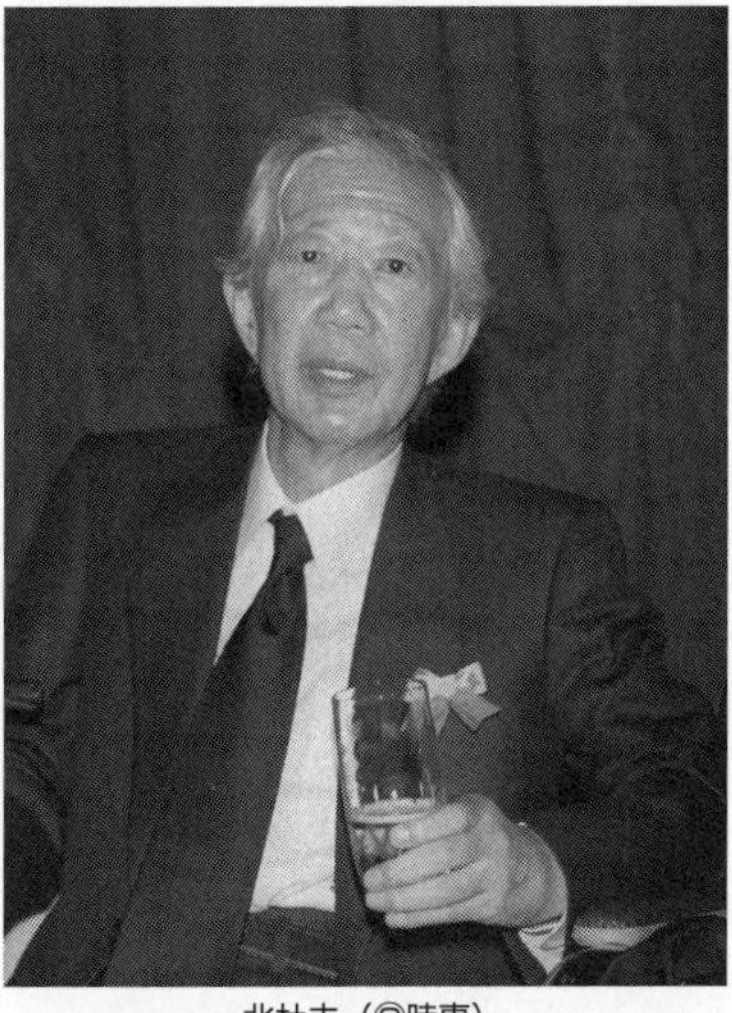

北杜夫（©時事）

家族も、病気に振り回される状況は相当に深刻であったと思われるが、家族の愛情深い眼差しに救いを感じる。

精神病症状を伴うことも

躁状態を無治療で放置すると、過活動や不眠が嵩じて、次第に精神病的な症状を伴うようになることも珍しくない。自分は救世主であるといった誇大な妄想や誰かの声がするといった幻聴、テレビから合図を送ってくるといった妄想知覚などが見られ、行動も纏まりを欠き、ついには、意識も混乱した錯乱状態に陥ったり、まったく反応がない昏迷状態になったりすることもある。テレビのリモコンを咥《くわ》えていた北杜夫氏も、そうした状態だったと推測される。妄想や錯乱状態のため、統合失調症と誤診されることもある。統合失調症との違いは、躁やうつが強まった時期にだけ、幻覚、妄想、混乱などの精神病症状が認められることと、回復すると、症状が慢性化することなく消えることである。

しばしばこうした行動は、後で覚えていないことが多く、落ち着いてから自分のしたことを知ると、衝撃を受けたり、強く後悔し、自分を責めたりすることもある。そうしたことがきっかけとなって、病気の再発防止に真剣に取り組むようになることもある。

同じ失敗を繰り返さないために

　営業の仕事をしていた三十代の男性は、元来エネルギッシュな、やり手であった。しかし、残業が多い上に、二人目の子どもの夜泣きが激しく、寝不足が続いた頃から、次第に口数が増え、客とトラブルを度々起こすようになった。そのことを注意されると、日ごろの不満をぶちまけて、会社を辞めてしまった。それから、事業を起こすと言いだし、毎朝二時、三時から起きて、会社を設立するための書類を作ったり、外を歩き回ったりするようになる。妻もおちおち寝ていられなくなり、様子がおかしいことに気づいた。事業資金を借りるので、家の権利書を出せといい、止めようとすると、激しく怒って暴れる。怖くなった妻は、親戚に助けを求め、どうにか病院を受診させたのである。

　二カ月ほどの入院で軽快退院となったが、その後半年ほど、調子の出ない時期が続いた。しかし、徐々に元通りに回復し、再就職することもできた。二年ほどは通院して薬を飲んでいたが、再就職して一年ほどした頃から、もう必要ないと言って服薬を止めてしまった。それから数カ月して、また口数が多くなり始め、朝早くから起きて、ごそごそするようになった。会社でケンカになり、仕事を辞めてしまう。いい商売を思いついたと言って、事務所を借り、ネットで販売するという大量の商品を買い込んだ。再度入院になるまでに、結局、数百万円の損失が出てしまった。

妻は夫と別れることも考えたが、夫が薬を飲み続けると約束したので、もう一度だけ信じてみることにした。幸いその後は再発することなく、仕事を続けている。そのとき買い込んだ商品の一つを、あのときの決心を忘れないために、いつも目に触れるところに置いてあるという。

山も高く、谷も深い

双極性I型障害では、山が高く激しい躁状態が見られるとともに、谷間は深くうつ状態も重症化しやすい。およそ八割が、メランコリー型うつを経験し、精神病性うつを経験する人も半数に上るとされる。二割程度の人では、比較的軽いうつだけが見られる。躁状態が激しく長期間続くと、うつも深く長期間続きやすい。したがって、山をできるだけ低く抑えることが、波を小さくすることにつながる。治療については、後の章でまとめて述べたい。

2. 双極性II型障害

軽躁とうつを繰り返すタイプである。躁うつの波があるが、躁は激しい躁状態ではなく、軽度の躁状態であることが診断のポイントである。朗らかで陽気な性格と思われて、軽躁期には病気と気づかれないことも多い。うつのときには強く落ち込むため、うつ病だと誤診されやすい。うつはメランコリー型うつの形をとることが多いが、双極性I型と異なり、精神病性うつに至る人は少ないとされる。

かつては、生涯有病率が〇・五％程度とされていたが、二〇〇三年の報告では、比較的軽症のものも含めると、一一％という大きな数字になっている。生涯有病率が一五％という大うつ病に近づいている。

才能豊かで、優秀な人が多い

軽躁状態の時期は、むしろ生産的で、活動的で、創造性に富んだ期間となることも多い。軽躁期には、豊かなアイデアが湧きだし、それを旺盛な行動力で、実行しようとする。頭も口もよく回り、言葉は説得力に満ち、気の利いたユーモアや軽妙なジョークが次々と飛び出し、接する人を魅了する。

昼間はフルタイムで働き、その後も夜勤の仕事をこなし、数時間眠っただけで、元気よく過ごしているという超人的な働きをする人にも、軽躁タイプの人が多く、中には双極性II型障害の人も含まれる。その場合、何カ月とか一、二年に一度の割合で、深く落ち込み、まったく別人のように何もできなくなるという時期がある。

大成功を収めた人物や野心的な起業家には、軽躁傾向をもった人物が多く、そのすべてが双極性障害ではないものの、これまで考えられていたよりも、高い割合で双極性障害が存在していると考えられている。

こうしたタイプの人に共通する傾向として、早口で、せっかちで、頭の回転が速く、飽くことなき野心を持ち、目標を高く据え、絶えず仕事に励み、常に進み続けようとする、起業家気質を指摘する人もいる。

双極性II型障害の場合も、遺伝的負因が見られることが多く、しばしば家族に気分障害が認められる。

有能な女性弁護士

優秀な成績で法学部を卒業し、有能な弁護士として活躍する女性は、勤勉な努力家で、どんな難関も、みごとに突破してきた。異変が起きたのは、アラスカにオーロラツアーに出掛け、帰国した直後のことだった。ある朝、目覚めると、頭がとても冴えて、目にするもの、触れるものすべてが、体にビンビンくるようで、鮮やかに感じられたのである。頭の回転も速く、よく集中できた。それまで八時間眠っていたのに、三時間も眠れば、スッキリしていた。毎日遅くまで仕事をこなした上に、深夜までバーで飲み歩いた。以前より、自分が魅力的になっているのが感じられ、実際、男が寄ってきた。彼女は毎晩のように、違う男を連れて帰宅した。高価な装身具やブランド物の洋服にも、かなり濫費した。そんな華やかで、放縦な暮らしが二カ月ほど続いたとき、急に疲労を覚え、気力がなくなったと感じた。それまで楽しみに思えたことや、次々と買い込んだ品物に対しても、興味がなくなってしまった。仕事もできなくなって、医者に助けを求めたのである。

気分が高揚し、短時間睡眠で、過剰に活動しながらも、仕事を支障なくこなし、社会生活にも破綻を来していなかったことから、この女性は軽躁状態にあったと考えられる。うつ状態になって初めて、医療を求めることが多い。旅行や睡眠不足は、しばしば引き金を引くことがある。この女性の場合、母親や妹にも気分障害が認められた。

行動派の作家、開高健

「行動する作家」として知られ、芥川賞を受賞した『裸の王様』やルポルタージュ『ベトナム戦記』『オーパ！』など多数の作品で知られる作家の開高健氏は、双極性障害を抱えていた。軽躁期とうつを繰り返す、双極性II型だったと推定される。

大阪で生まれ、敗戦後の焼け跡、闇市で育った開高氏は、大学を卒業後、洋酒会社の宣伝部の職に就くや、名コピーを連発する。その傍ら、小説を書き始め、トントン拍子に芥川賞を受賞した。その後も、小説にルポルタージュに、また反戦運動でも精力的に活動を行った。しかし、その間、何度かうつ病期をくぐり抜けている。同人誌時代からの友人でもあった文芸評論家の谷沢永一氏によれば、開高氏は、うつから脱出するための手段として、ルポルタージュを書いていたのだという。旅行中は、まったくうつにならなかったという。ところが、旅行から帰って元の日常に戻ると、うつがやってくるのだった。

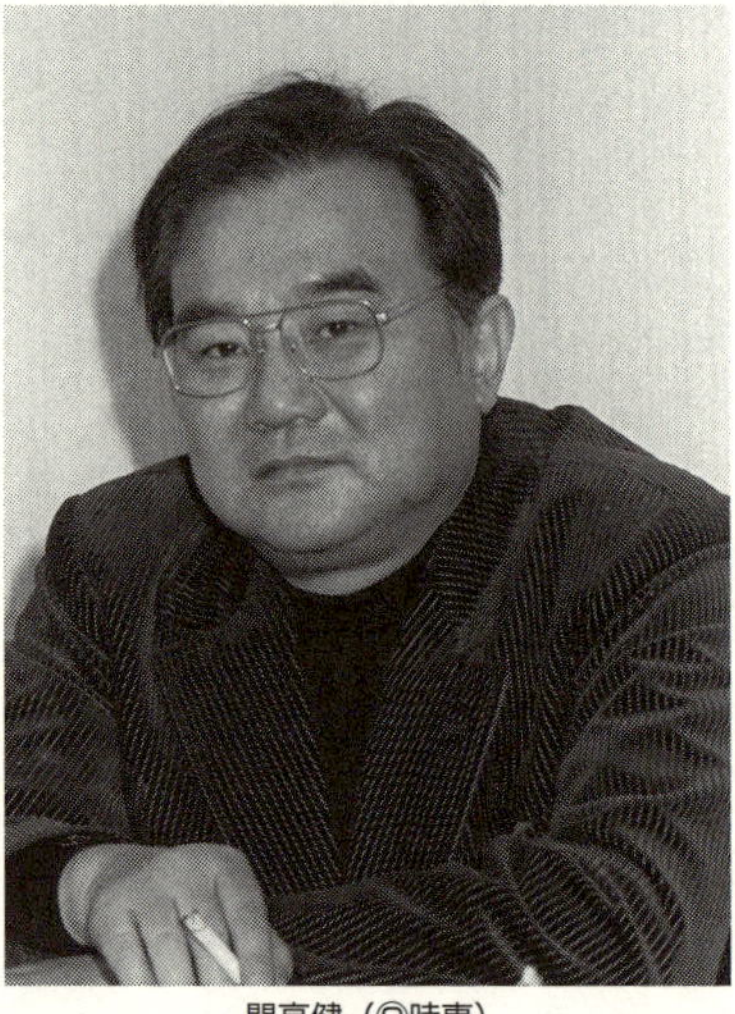

開高健（©時事）

軽はずみな行動に要注意

双極性II型障害では、衝動性のコントロールが甘くなりがちで、軽はずみな行動や無謀な賭けに出て、大失敗することもある。明らかな異状とは見えず、また弁が立ち、周囲を言い負かす能力を備えていることが多いため、本人の行動をなかなか止めることができない。何事にもはまりやすく、ギャンブル依存や薬物依存にもなりやすいとされ、摂食障害や行動上の問題が随伴することも少なくない。

自信過剰になったり、高慢になったり、居丈高になったりして、人間関係にヒビが入ったり、関係が壊れてしまうこともしばしばである。先の女性弁護士のケースのように、性的な放縦さが見られたり、些細なことでイライラしたり、爆発して暴言や暴力につながったりすることもある。対人トラブルや離婚を繰り返すケースも少なくない。

その反面、不安が強かったり、神経質な面を持っていたりすることもよくあり、不安障害やパニック障害として治療を受けていることもある。抗不安薬などに依存するばかりで、不安定な状態を繰り返していることが多い。不安障害を伴ううつ病では、双極性障害の可能性も念頭に置く必要がある。

必要なのは、正しい診断とともに、患者自身がそうした問題を自覚することである。それにより、適切な治療を受けるとともに、自分でも用心するようになり、周囲の助言も受け入れやすくなる。

建設会社に勤務する男性。若い頃からときどき対人トラブルを起こして、周囲から煙たがられたり、職場を何度か変わったりしている。最初の結婚は、本人の暴力が原因で離婚に終わった。数年に一度、気分が沈み、うつ病の治療を受けたことがある。その後、再婚したが、大きなトラブルを起こして、プロジェクトから外された直後から、うつがひどくなり、休職。その後、退職に追い込まれる。妻の支えで、うつから回復し再就職したが、今度は、その妻に暴力をふるうようになる。うつ病の治療から、双極性障害の治療に切り替え、気分の波や衝動性は改善し、比較的平穏に生活している。若い頃から繰り返されてきた対人トラブルや転職も、気分の波や軽躁状態が災いしていたと考えられる。

こうしたケースでは、うつ病として治療した場合、しばしば気分の波や衝動性を強め、トラブルを防ぐどころか、問題を深刻化させてしまうことが多い。このケースでも、双極性II型障害の存在に気づき、抗うつ薬を中止して、気分安定化薬を中心とした処方に変えて、トラブルが減り、落ち着いた。

このケースのように、双極性II型障害は、うつ病や不安障害、パーソナリティ障害やADHDなどと見誤られやすく、正しい診断を受けるまでに長期間を要することも珍しくない。早い段階で、適切な診断と治療を受けることが、症状を最小限に食い止めることにつながる。

医源性で起きる躁うつ病――双極性III型障害

正式の診断基準にはないが、双極性III型障害と呼ばれるタイプの躁うつ病がある。これは、うつ病の治療のために抗うつ薬を服用し、それが引き金となって、躁状態が引き起こされたものである。ただし、どんなに抗うつ薬を服用しても、躁にならない人がいることも事実で、抗うつ薬の服用が、必ずしも躁状態を引き起こすわけではない。元々双極性障害になりやすい素質があって、抗うつ薬の服用がそれを誘発したと考えられている。そのため、双極性III型障害は、正式の疾患として、診断基準に採用されてはいないが、抗うつ薬の使用が、躁転の引き金となる危険があることに警鐘を鳴らす意味で、取り上げておく意義があるだろう。

抗うつ薬の投与を開始するに当たっては、双極性障害の可能性や遺伝的負因についても十分考慮し、薬物療法を行う必要がある。躁転が起きにくいという点で、SSRIをまず選択することは重要である。万一、躁や軽躁が出現した場合には、速やかに、抗うつ薬を中止する必要がある。

3. 気分循環性障害

軽躁と小うつを、めまぐるしく繰り返すタイプである。躁とうつは、いずれも軽度である（ただし、生活に支障を来している）ことが、診断のポイントである。そのため、「性格」と思われていることが多く、境界性パーソナリティ障害などと誤診されるケースもある。十代後半から二十代にかけての時期に発症するが、男女での有病率の差はない。家族に、双極性I型障害などの気分障害が多く、遺伝的な要因が強いとされる。三分の一程度は、双極性I型やII型障害に移行するといわれている。

気分でも行動面でも対人関係でも、ムラが激しく、軽躁期には、対人関係がエスカレートしトラブルの種を播きやすく、自信過剰になって、仕事の手を広げすぎたり、浪費に走ったりしやすい。逆に軽うつ期には、やや無気力で睡眠時間も増え、仕事も質、量ともに沈滞する。気分を浮き立たせようと、薬物やアルコールに走ることもある。

周囲も本人も、性格の問題と考えがちである。病状によるものだと気づき、支障が大きい場合には、きちんと治療を受けることが、無用のトラブルや大きな失敗を防ぎ、人生の質を高めることにつながる。

バルプロ酸ナトリウム、炭酸リチウム、カルバマゼピンなどの気分安定化薬が有効である。気分安定化薬だけで効果が十分でない場合は、少量の非定型抗精神病薬を併用すると安定することが少なくない。

4．急速交替型（ラピッドサイクラー）

双極性障害の中には、非常に短いサイクルで、躁（または軽躁）とうつが繰り返されるタイプがある。年に四回以上、躁やうつのフェーズがあるタイプをラピッドサイクラーと呼び、もっとゆったりしたサイクルのものとは異なる特徴を示す。気分循環性障害と異なり、うつは深い落ち込みが特徴である。

ラピッドサイクラーは、気分障害全体の一〇〜二〇%を占めるとされ、増える傾向にある。女性の頻度が高く、七〜九割を占める。双極性II型障害に多いことも知られているが、双極性I型でも見られる。甲状腺機能低下を伴っていることが多く、炭酸リチウムによる治療では、甲状腺機能低下を引き起こしやすいため、悪循環を形成しやすい。抗うつ薬の投与により、双極性障害がラピッドサイクラー化することがあり、双極性障害では、抗うつ薬の投与に慎重でなければならない。

ラピッドサイクラーでは、甲状腺機能のチェックが欠かせない。甲状腺機能低下を伴っているケースでは、炭酸リチウムよりも、バルプロ酸ナトリウムなど他の気分安定化薬に切り替え、必要があれば、甲状腺ホルモン（サイロキシン）の補充療法を行う。また、抗うつ薬が投与されている場合には、抗うつ薬の減量、中止を試み、気分安定化薬を中心とする処方にする。気分安定化薬の二、三種類併用や非定型抗精神病薬の併用で、ようやく安定するケースも少なくない。

第五章 脳の中で何が起きているのか

抗うつ薬の発見とモノアミン仮説

多くの発見が、意図せざる偶然から生まれているが、最初の抗うつ薬もまた、そうした幸運な偶然から生まれた。そもそもの始まりは、イソニアジドという結核の薬を飲んだ患者たちが、妙に朗らかになるということに、内科医が気づいたことだった。試しに、イソニアジドを、うつ病の治療に用いたところ、改善が見られたのである。

イソニアジドは、神経伝達物質であるモノアミン（ドーパミン、ノルアドレナリン、セロトニン）を分解する酵素を阻害し、モノアミンを増やす働きがある。このことから、うつ病の発症には、脳内のモノアミンの減少が関わっているのではないかと、考えられるようになった。

折しも統合失調症の薬として開発されたイミプラミンは、統合失調症の改善には効果がなかったが、うつ状態を改善する効果があることがわかり、調べてみると、ノルアドレナリンとセロトニンだけを増やしていた。こうして、モノアミンの減少がうつ状態の正体であるというモノアミン仮説が登場したのである。

その後、ノルアドレナリンやセロトニンを増やす抗うつ薬が、次々と開発されることとなった。

トリプトファンの不足とうつ

モノアミン仮説は、抗うつ薬の働きをうまく説明できるのだが、ここで一つの疑問が生じることになる。そもそも伝達物質の不足が、なぜ起きるのかということである。

考えられる可能性としては、モノアミンの合成自体が減ってしまうか、モノアミンの消費が増えて、合成が追いつかないのか、二つの場合がある。後者の原因としては、過労や睡眠不足が続いた状況が想定される。前者の原因としては、たとえば、モノアミンを合成する原料となる栄養素の不足が考えられる。

実際、ある種の栄養素が不足すると、うつが起きやすくなる。神経伝達物質のセロトニンは、トリプトファンというアミノ酸の一種から作られる。トリプトファンを全く含まない食事を与えると、元々うつになりやすい人では、比較的短時日に影響が現れ、抑うつ傾向が出現しやすい。これは、うつになりやすい傾向があるかどうかを調べる方法の一つでもある。

通常の食事をしていれば、十分なトリプトファンが摂取できるが、食事を抜いたり、不規則で偏った食事をしている場合には、トリプトファンが不足することもあり、元々うつになりやすい他の要因をもっていると、うつ病を発症する危険が高まる。トリプトファンは、肉や魚、豆類、乳製品などのタンパク質が豊富な食品に多く含まれている。ナッツや種子、チョコレートやバナナにも豊富である。

ただ、単にトリプトファンを多く摂ればいいというものではない。トリプトファンの脳内への移行には、他のアミノ酸やインスリン分泌が影響するためである。高タンパク食は、トリプトファンも多く摂れるが、それ以上に他のアミノ酸を多く摂取するため、脳に移行するトリプトファンの量は増えにくい。炭水化物を摂取すると、インスリンの分泌が起こり、他のアミノ酸が筋肉中に取り込まれるため、相対的にトリプトファンが脳に移行しやすくなる。

したがって、トリプトファンを効率よく補うためには、トリプトファンを多く含んだ食事を摂ると共に、糖分や炭水化物を豊富に摂ることが重要である。

トリプトファンの補充は、ことに季節性のうつ病に効果があることが知られている。秋から冬場にかけてうつになりやすいタイプでは、こうした点に気をつけて食事に配慮することも大事である。

しかし、いくら理想的な食事をとったところで、多くのうつ病には、それだけでは効果がないことも事実である。過労やストレスから解放され、十分に休養すれば、完全に回復するケースもある一方で、もうストレスはないはずなのに、なかなかよくならないケースも少なくない。

こうしたことは、モノアミンの不足ということでは、説明がつかない。しかも、うつ病では、必ずしもモノアミンの量が減っているわけではないこともわかってきた。モノアミン仮説は、壁にぶつかったのである。

では、一体、何が起きているのだろうか。それを理解するためには、もう少し脳の神経回路の仕組みを知る必要がある。

神経細胞は興奮を伝達する

われわれの気分や認知、行動といったものをコントロールしているのは、中枢神経系の活動である。百四十億個もの神経細胞《ニューロン》は、本体である細胞体の周辺に樹状突起を張り巡らすだけでなく、軸索という長い神経ファイバーを伸ばし、その先端で、はるかに離れた神経細胞と結合することで、途方もなく複雑な神経ネットワークを作り上げている。このネットワーク構造が、中枢神経システムの大きな特徴である。

神経細胞には、それ以外に二つの大きな特性がある。一つは興奮性をもつということであり、もう一つは可塑性《かそせい》（粘土のように、外力を加えると変形し、その状態を保つ性質）をもつということである。

神経細胞は、通常マイナス七〇ミリボルトのマイナス電位に保たれているが、興奮すると、瞬間的にプラス五〇ミリボルトくらいまで、電位が急上昇し、再びマイナス電位に戻る。この瞬間的な放電を、活動電位（アクションポテンシャル）という。こうした興奮のインパルス（瞬間的な電位上昇）は、ネットワークを通じて伝達されていく。

この電気的興奮は、細胞の表面にある受容体に、神経伝達物質（ドーパミンやノルアドレナリン、セロトニンなど）が結合するとき、細胞の表面にある小さな孔（イオンチャンネル）が開き、そこからナトリウム・イオン（Na^+）のようなプラスの電荷をもったイオンが細胞内に流れ込むことで引き起こされる。興奮を抑えようとする仕組みもある。抑制性の神経伝達物質であるGABA《ギャバ》が受容体に結合すると、別の種類のイオンチャンネルが開き、マイナスの電荷を持った塩素イオン（Cl^-）が流れ込む。その結果、細胞の興奮は冷まされるため、放電しにくくなる。興奮性と抑制性の入力の総和で、神経細胞が活動電位を発射するかどうかが決められる。

一回の放電による活動電位の大きさは決まっているため、神経細胞の興奮の強さは、放電の頻度によって決まる。興奮していない状態では、たまにしか放電しないが、興奮が高まると、頻繁に放電を繰り返す。興奮させるだけでなく、興奮を抑制する仕組みも備わっていることにより、膨大な数の神経細胞が、活動パターンを変え、あるいは、同期して活動することで、複雑な制御を行うことが可能になる。

さらに、神経細胞の精緻《せいち》な制御を可能にしているのは、伝達を調節する巧妙な仕組みである。神経細胞から伸びた軸索は、別の神経細胞の細胞体や樹状突起と結合するが、この結合はシナプスと呼ばれ、非常に小さな隙間（シナプス間隙《かんげき》）で隔てられている。軸索を伝わってきたインパルスは、この隙間によって遮断され、そのままは伝わらない。軸索の端末部分までインパルスが届くと、そこから、神経伝達物質が放出される仕組みになっている。神経細胞の興奮が激しく、インパルスが頻回に到達すれば、神経伝達物質も大量に放出されることになる。その結果、向かいあう神経細胞の表面にある受容体にくっつく伝達物質の数も増え、信号が強く伝わることになる。

受容体の数は増えたり減ったりする

シナプスにおける伝達は、シナプス間隙への神経伝達物質の放出が増えるほど強まる。だが、もう一つ、伝達の強さが増す方法がある。それは、受容体の数を増やすことである。受容体の数が多いと、伝達物質が受容体にくっつきやすくなり、信号が伝わりやすくなる。つまり、伝達物質が増えたのと同じ効果がある。逆に、受容体が減ると、信号が伝わりにくくなる。

神経細胞のもう一つの大きな特性に可塑性があることは述べた。この可塑性を生むメカニズムの一つが、受容体の数の増減なのである。受容体は、生活環境により増えたり減ったりするのだ。受容体の増減は、適応に関わっている。たとえば、何らかの原因で神経伝達物質の放出が減った場合、活動性を維持するために、受容体の数が増えるということが起きる。これを、「アップ・レギュレーション」という。逆に、強すぎる刺激が長期間与えられ続けていると、神経細胞が興奮しっぱなしにならないように、まず、受容体が脱感作《だつかんさ》（感受性を失うこと）を起こして、反応しなくなる。さらに、その状態が続くと、受容体の数自体が減ってしまう。こちらは、「ダウン・レギュレーション」と呼ぶ。脱感作は一過性の現象で短時間で回復するが、ダウン・レギュレーションは可塑的な現象で、一旦起きると、なかなか元に戻らない。

たとえば、一般に多いタイプのII型糖尿病では、糖分を慢性的に摂りすぎた結果、インスリンの過剰な分泌が繰り返され、インスリンを感知する受容体のダウン・レギュレーションが起きてしまう。そうなると、インスリンが分泌されても、反応しなくなって、高血糖になってしまう。

インスリンに限らず、何でも過剰な状態を続けていると、それを感知する受容体のダウン・レギュレーションが起きてくる。いわゆる耐性は、ダウン・レギュレーションと関係している。

トランスポーターが、放出された伝達物質を再び取り込む

伝達物質が放出されたままになっていると、信号が伝わりっぱなしの状態になってしまう。その状態が続けば、受容体は脱感作やダウン・レギュレーションを起こして、反応しなくなってしまう。それでは、具合が悪い。信号が、必要なときだけ伝わることが重要なのだ。

そのために、巧妙な仕組みが備わっている。放出された伝達物質は速やかに分解されるか、再び取り込まれてしまうのだ。たとえば、アセチルコリンという伝達物質には、コリンエステ

ラーゼという分解酵素があって、余分なアセチルコリンを、片っ端から分解してしまう。ドーパミンやノルアドレナリン、セロトニンに対しては、細胞膜の表面にトランスポーターというポンプのような働きをするタンパク質があって、放出された伝達物質を再び取り込み、再利用する。伝達を制御すると同時に、伝達物質をリサイクルするわけで、非常に効率的な仕組みだと言える。

うつ病の原因の一つは、このトランスポーターの働きにあると考えられている。このトランスポーターの遺伝子には、ヴァリエーションがあり、生まれつき、セロトニン・トランスポーター（SERT）を作り出す能力が低い遺伝子タイプでは、セロトニンの再取り込み能力も低くなり、シナプス間隙に、セロトニンが残ったままになってしまう。そうなると、セロトニンが放出されていないときも、セロトニンが受容体にくっついたままになって、受容体が脱感作を起こしてしまう。つまり、セロトニンが放出されても、反応しなくなってしまうのだ。オンとオフのメリハリがないため、肝心の信号が伝わりにくくなるのである。

セロトニン・トランスポーターの遺伝子には、ある領域の配列の長さによって、三つのタイプがある。二本あるDNA鎖の両方ともが長いL／L型、一方だけが長いL／S型、両方とも短いS／S型である。短いタイプのものほど、セロトニン・トランスポーターを作る能力が低く、セロトニン再取り込みの働きが弱くなる。その結果、先に述べたメカニズムにより、セロ

図2　セロトニン神経細胞と自己受容体

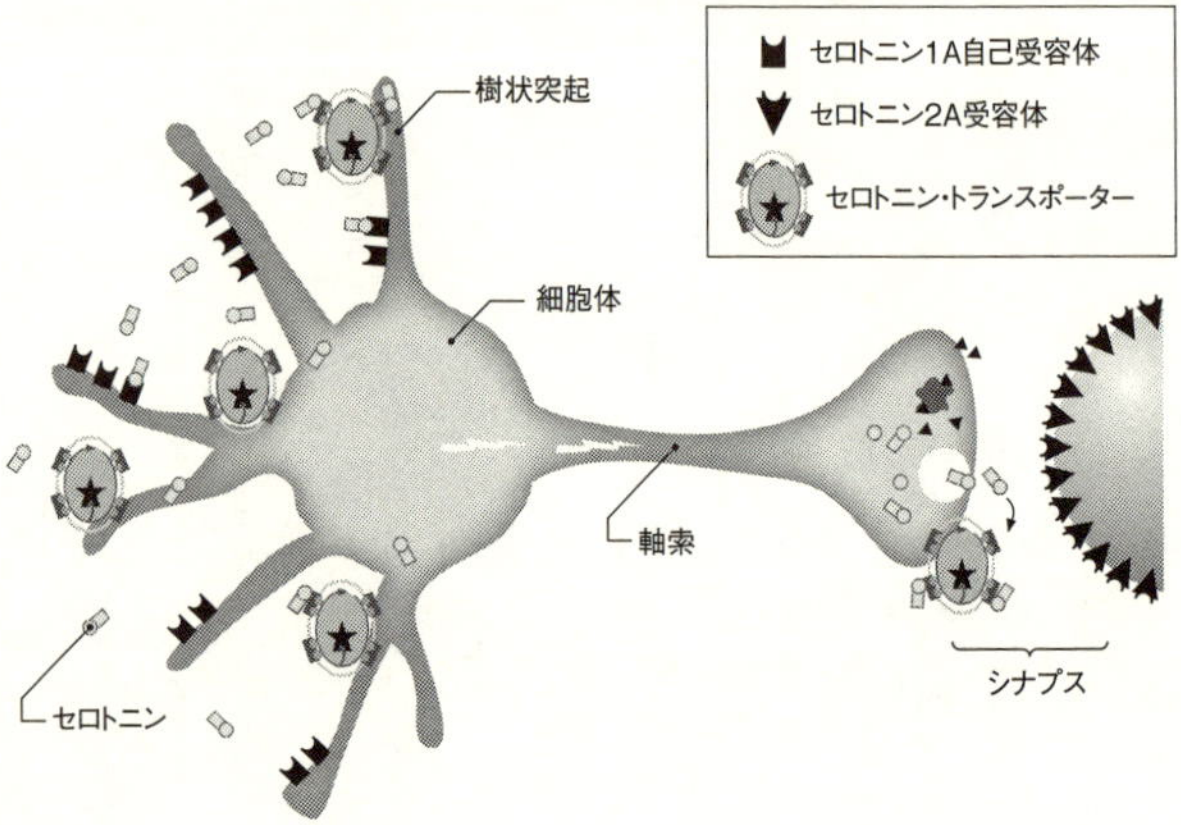

トニン伝達機能が低下しやすい。

それゆえ、S／S型の人では、子どもの頃から不安を覚えやすく、うつにもかかりやすい。

ところで、大部分の抗うつ薬は、このトランスポーターの働きを阻害する作用をもつ。それにより、伝達物質の濃度は上昇し、セロトニンの作用が増強される。ただ、ここで疑問が生じる。そんなことをすれば、受容体の脱感作が起きて、余計に信号が伝わりにくくなりはしないのか。その疑問を解くには、次に述べる自己受容体の働きを理解する必要がある。

自己受容体がブレーキをかける

信号伝達が過剰になりすぎないように調節する仕組みは、ほかにも備わっている。その一つは、セロトニンやノルアドレナリンを放出する神経細胞に備わっている自己受容体《オートレセプター》である（図2参照）。自己受容体は、自分が放出した伝達物質を自分で感知する受容体である。それによって、興奮を抑え、伝達物質の放出にブレーキをかけるのである。セロトニンを放出する神経細胞の表面には、この自己受容体である1A受容体があり、この自己受容体にセロトニンがつくと、セロトニンの放出にブレーキがかかるようになっている。それに対して、シナプスの向こう岸（後シナプス）にある受容体は、2Aというタイプである。自己受容体は、軸索の端末ではなく、細胞体の周囲に伸びた樹状突起に多く存在している。実は、セロトニン神経細胞は、シナプスだけでなく樹状突起でもセロトニンを放出しているのである。

自己受容体が、興奮が行き過ぎないように、ブレーキをかけているということは、この自己受容体をブロックしたり、脱感作して働かなくすると、ブレーキがかからなくなり、伝達物質の放出を増やすことができるということだ。

SSRI（選択的セロトニン再取り込み阻害薬）などの抗うつ薬は、シナプス間隙ではなく、細胞体の樹状突起において、この自己受容体を脱感作することで、ブレーキを外し、伝達物質の放出を増やしていると考えられている。

うつのワナにはまる仕組み

ところで、うつ病の人で、自己受容体であるセロトニン1A受容体を調べてみると、減少していることがわかった。しかも、うつから回復した後も、1A受容体の数は減ったままであった。一方、自殺した人の脳を調べた研究によると、セロトニン2A受容体の数が増加していた。これは、何を意味するのだろうか。

一見矛盾する結果に思えるが、実は、ここに、うつ病のメカニズムを解き明かす鍵がある。これは、たとえば、次のように解釈できる。過労とストレスにより、伝達物質の過剰な放出が続くと、本来なら自己受容体によるブレーキがかかり、放出が抑えられる。ところが、元々自己受容体が少ない人ではブレーキがかかりにくく、伝達物質の放出が続いてしまう。その結果、伝達物質はいよいよ枯渇してしまい、その放出が減る。それに対して、減ってしまった伝達物質の放出減少を、受け手側の2A受容体を増やすことで補おうとする。つまり、アップ・レギュレーションが起きる。

自己受容体（セロトニン1A受容体）の減少が、まず先行して起こり、セロトニン2A受容体の増加は、最終的な段階ということになる。セロトニン2A受容体が増加したケースは、かなり症状が進んでいるということになり、自殺者にそうしたケースが多いことも頷ける。

うつから回復した人でも、セロトニン1A受容体は少ない傾向がみられるということは、うつにかかりやすい人では、元々自己受容体が少なく、セロトニンの放出に対してブレーキがかかりにくく、とことん伝達物質を使い果たしてしまいやすいと推測できる。

前項の話を思い出して、セロトニン・トランスポーターによる再取り込みが弱い人では、セロトニンが放出されたままになりやすいことを考えれば、自己受容体の減少が起きることにもつながる。それにより、さらに過剰な放出が続いて、事態を泥沼化させ、うつのワナにはまってしまうのだ。

このように、神経伝達物質の減少自体よりも、受容体の問題によって、うつ病が引き起こされているのではないかという仮説は、モノアミン受容体仮説と呼ばれる。

受容体の構造の問題という場合もある。伝達物質が受容体にたどり着いても、受容体自体に構造上の問題があると、結合しにくくなり、本来の反応が起こりにくい。うつ病と関連した、セロトニン受容体の異常も見つかっている。

モノアミン受容体仮説は、モノアミン仮説では説明のできなかったいくつかの問題を説明することができる。その一つは、抗うつ薬の投与は、数時間でシナプス間隙でのモノアミンの量を大幅に増やすにもかかわらず、実際にうつ状態の改善効果が現れ始めるまでに、数日かかってしまうという事実だ。これは、自己受容体のダウン・レギュレーションが起きるまでに、数日を要するためだと考えられている。

だが、モノアミン受容体仮説もまた、すべてを説明できるわけではない。新たな限界を突きつけてきたのは、うつ病の人では、脳の萎縮が起き、うつ病から回復すると、萎縮した脳も回復するという事実である。

萎縮する脳と機能の異常

ＭＲＩなどの画像診断技術の長足の進歩により、気分障害の人の脳についても、さまざまなことがわかってきた。大うつ病、双極性障害のいずれでも見られる特徴的な変化は、前部帯状回と呼ばれる領域が小さくなっていることである。体積が小さくなるだけでなく、神経細胞の数も減っているとされる。その場合、特徴的なのは、グリア細胞と呼ばれる細胞の変化が顕著であることだ。グリアとは、膠《にかわ》のことであり、神経細胞をくっつけたり支えたりしている。神経細胞自体よりも、それを支えている部分に問題が起きている可能性もある。

前部帯状回は、情動の座である大脳辺縁系と理性の座である前頭前野を結ぶ領域であり、葛藤処理や痛みの認知、共感に関わり、感情のコントロールやストレス・コーピング（対処）にも関係していると考えられる。

また、記憶の中枢である海馬や思考、判断の中枢である前頭前野でも、うつ病の人では、体積が一〇％ほど減少している。その体積減少の程度は、うつ病の罹病期間と概ね相関する。ただし、神経細胞の数自体にあまり変化はないとされる。つまり、アルツハイマー病のように、神経細胞自体が死んでしまうわけではないのだ。実際、十分な回復期間を経ると、海馬や前頭前野は、元の大きさに戻り得る。その意味で、可逆的な変化なのである。

前頭前野のうちでも、背外側前頭前野で、体積減少が顕著とされる。この領域は、ワーキングメモリーや推論、実行機能を担っている。うつになると、記憶力や判断力の低下、不注意や処理能力の低下が見られるのは、この領域の機能の低下と関係していると考えられる。

なぜ、前部帯状回や前頭前野、海馬が萎縮を起こすのか。また、可逆的に回復を遂げることができるのか。こうした脳の可塑的な変化を理解するためには、神経細胞のもう一つの伝達機構を理解する必要がある。

セカンドメッセンジャーが細胞内の伝達を行う

神経細胞の制御は、伝達物質や受容体といった細胞の表面（外側）で行われているものだけではない。伝達物質が受容体に結合し、信号を伝えられた神経細胞の内側でも、重要な制御が行われている。

伝達物質が受容体にくっつくと、イオンチャンネルが開いて、イオンが流入し、電位変化を引き起こすことは述べたが、実は、受容体には、こうしたイオンチャンネル型受容体以外に、別のタイプがある。それは、代謝型受容体と呼ばれるもので、受容体に伝達物質が結合すると、Gタンパクと呼ばれる酵素が活性化され、セカンドメッセンジャーと呼ばれる信号伝達物質が作られる。このセカンドメッセンジャーが、細胞内のさまざまな器官にたどり着くことで、細胞の働きや遺伝子レベルの調節を行っている。

たとえば、その一つは、細胞内のカルシウム濃度の調節である。細胞内のカルシウム濃度によって、興奮性が変わってくるが、セカンドメッセンジャーが小胞体というカルシウムを貯蔵した器官に到達することで、そこからカルシウムを放出させる。ちなみに、カフェインの作用は、小胞体からのカルシウムの放出を増やして、細胞内カルシウム濃度を上昇させ、興奮性を高めることにある。

また、セカンドメッセンジャーは核にもたどり着き、その中に格納されているDNAに働きかけて、遺伝子のスイッチを入れ、必要なタンパク質の合成を行わせる。それにより、受容体や細胞膜などが作られ、神経細胞は突起を伸ばしたり、受容体を増やしたりといった可塑的変化を起こす。

よく使われている回路には、樹状突起が張り巡らされて、信号が伝わりやすくなるし、あまり使われていない回路では、樹状突起は別の酵素によって刈り込まれ、信号が伝わりにくくなる。

刺激に応じて、神経細胞は、神経ファイバーを伸ばしたり刈り込んだり、あらたなシナプスを作ったり、受容体の数を調節したりしている。形態的にも、機能的にも、絶えず変化を起こしながら、最適な反応回路を構築し続けている。これが、学習や適応の、細胞レベル、分子レベルの正体なのである。

したがって、よい回路を作るような刺激が与えられれば、どんどんよい回路が作られて、適応やパフォーマンスを向上させることになるし、逆に悪い回路を強化するようなことばかりすれば、悪い回路が益々発達し、適応やパフォーマンスが一層下がってしまう。

新生する神経細胞

神経細胞は育つ力をもっている。子どもだけでなく、大人の脳でも、神経細胞の産生が起きることが、近年明らかとなってきた。それを、神経新生（neurogenesis）という。その力を支えているのが脳由来神経栄養因子（ＢＤＮＦ）などの神経栄養因子である。

ところが、ストレスを受けると、ＢＤＮＦの遺伝子が抑制され、ＢＤＮＦの合成が止まってしまう。その結果、神経細胞の萎縮が生じてしまう。

近年、抗うつ薬の投与が、神経細胞の新生を促進することがわかってきた。海馬はストレスにより萎縮を起こすが、抗うつ薬を投与すると、萎縮が改善するのである。抗うつ薬の投与は、神経細胞の成長にかかわる神経栄養因子を増加させる。人間の海馬の歯状回という領域では神経細胞の新生が起きているが、抗うつ薬の継続的な投与によって、神経新生が促進されるのである。こうしたことから、抗うつ薬の効果は、単に神経伝達物質の増加によるというよりも、神経栄養因子を介して、神経細胞の新生を促し、損傷を修復することによるのではないかとの説が有力になっている。

脳は固定化した器官ではなく、絶えず変動する可塑性をもっているのだ。ただ、年齢が上がると、神経新生の能力が低下してくることも事実である。高齢者のうつでは、回復が鈍くなりがちだが、神経新生の低下が背景にあると考えられる。

抗うつ薬を服用すると、シナプス間隙での神経伝達物質の濃度は、数時間もすると上昇し始める。にもかかわらず、抗うつ薬を飲み始めても、すぐには効果が発現しない。三、四日から一週間くらい時間がかかる。その理由が、長い間謎だったのであるが、自己受容体のダウン・レギュレーションに日数がかかるだけでなく、神経細胞の新生によって改善が生じるのに、さらに長い時間がかかると考えると納得できる。

神経新生を促進すると考えられているのは、他には、運動や豊かな環境である。それに対して、ストレスやそれによって放出される副腎皮質ホルモンに曝され続けることは、神経新生を抑えてしまう。神経新生を左右する因子は、ストレスだけではない。栄養の偏りや、睡眠不足や生活リズムの乱れ、運動不足も、神経新生に悪い影響を与えることがわかってきている。

躁状態では伝達が亢進している

双極性障害では、神経伝達の過剰反応が起きやすい傾向が、全般に見られる。過剰伝達が生じてしまうのは、何段階もの加速過程が、ドミノ倒しか、火災が燃え広がるように波及し、積み重なることによる。

神経細胞の細胞体が興奮し、活動電位を生じると、それは、軸索（神経細胞から伸びる長い神経ファイバー）に沿って、先端にまで届く。軸索は、鞘《さや》で被われた小単位が連なった構造をしており、小単位が順次、放電することで、パルスが伝わっていく。このとき、重要な役割を果たすのが、電位依存性ナトリウム・チャンネル（電位が上がると開く仕組みになっている）であり、このチャンネルからプラスの電荷を持ったナトリウム・イオン（Na^{+}）が流入することで、活動電位を生じ、興奮が伝播《でんぱ》していくのである。ちなみにフグの毒であるテトロドトキシンは、このナトリウム・チャンネルをブロックしてしまう神経毒である。

躁状態のときには、電位依存性ナトリウム・チャンネルも活動が高まり、伝達が亢進している。軸索先端までパルスが届くと、シナプス前膜にある電位依存性カルシウム・チャンネルが開いて、カルシウム・イオン（Ca^{2+}）が流入し、伝達物質の放出が起きる。特に躁状態に関与が大きいのは、ドーパミンとともに、グルタミン酸という興奮性の伝達物質である。火に油を注ぐと言うが、グルタミン酸は、油のような役割を果たすのである。

放出されたグルタミン酸は、シナプスを介して接している神経細胞の受容体に到達し、その細胞を興奮させる。それがさらに波及を続けていく。興奮が興奮を呼んで、燃え上がってしまうのである。

躁状態や気分の波を鎮める気分安定化薬の多くは、電位依存性ナトリウム・チャンネルやカルシウム・チャンネルを、マイルドにブロックする作用をもつ。また、躁状態の治療に有効な薬には、ドーパミン系やグルタミン酸系の過剰な活動を抑える働きがある。

双極性障害では、躁だけでなく、うつにも、グルタミン酸の過剰活動が関与していると考えられるようになっている。際限なく考え続けてしまうという場合にも、グルタミン酸の放出と過剰な伝達が起きている。

細胞内カルシウム濃度が、うまく制御されない？

しかし、そもそもなぜ興奮性の亢進が起きているのだろうか。また、なぜ、興奮の亢進と低下が極端に起きてしまうのか。そうした疑問に対して、まだ明確な答えは得られていないが、一つの有力な仮説は、細胞内カルシウム濃度の制御に問題が起きているのではないかという可能性である。先にも述べたように、細胞内カルシウム濃度は、神経細胞の興奮性を調節している。たとえば、カフェインを摂ると、小胞体という器官からカルシウムが放出されて、興奮性が高まる。このとき、過剰になったカルシウムを吸収するのがミトコンドリアである。ミトコンドリアは、過剰なカルシウムを吸収するとともに、それをゆっくり放出することで、細胞内のカルシウム濃度を平均的に保つ役割をしている。このミトコンドリアがうまく働かないと、興奮が行きすぎたり、逆に低下しすぎたりすると考えられる。実際に、双極性障害と関連するミトコンドリア遺伝子の異常も報告されている。双極性障害に広く当てはまるメカニズムかどうかは、今後の研究が待たれる。

第六章　何が原因で

気分障害になるのか

第一節　遺伝か環境か

遺伝的要因の関与は、双極性の方が高い

気分障害のうち、双極性障害の方が、遺伝的要因の関与が大きく、単極性うつ病では、環境的要因の関与が大きい。

双生児を対象にしたある研究によれば、一卵性双生児のうち、一人が単極性うつ病だった場合、もう一人が同じ単極性うつ病である割合は四四%、双極性障害である割合が二七%であるのに対し、一人が双極性障害だった場合、もう一人も双極性障害である割合は四〇%、単極性うつ病である割合は一・五%であった。この結果から、双極性障害とうつ病は、一部に共通する遺伝的因子をもつが、双極性障害の方が、より遺伝的特異性が強いことがわかる。（ただし、まったく同じ遺伝子をもつ一卵性双生児でも、一人が双極性障害のとき、もう一人は、双極性障害でない確率の方が六〇%と高い）。

遺伝的因子が関与する割合を示す遺伝率で見ても、大うつ病の遺伝率は、双極性障害の半分程度であり、パニック障害よりも低い四割弱（三八%）となっている。症状が重い大うつ病でさえも、遺伝率が四割以下という数字は、環境的な要因次第で、ほとんど誰でもうつ病になり

うるということを示している。

遺伝的要因としては、セロトニン・トランスポーターや受容体の遺伝子の多型《ヴァリエーション》について前章で紹介した。それ以外にも、多数の関連遺伝子が見つかっているが、一個の変異で、気分障害になるという特異的な変異は存在せず、いくつかのヴァリエーションが重なることで、発症しやすくなると考えられている。つまり、一つ一つのヴァリエーションは、遺伝子異常などではなく、誰もがもっているようなタイプ（つまり血液型のような）の一つに過ぎない。

遺伝子と環境は相互に影響し合う

二千組の女性の双生児を対象に、ケンドラーらが行った大がかりなコホート研究の結果、いくつもの興味深い事実が明らかとなった。その一つは、遺伝的要因が、環境的要因さえも左右する傾向が見られるということである。

たとえば、外的なストレスは、環境因子であるが、実は、どういう外的な出来事がストレスと感じられるかは、遺伝的因子によって大きく影響されていたのである。つまり、同じような環境でも、快適に感じる人もいれば、強いストレスを感じる人もいる。「環境に恵まれる」かどうかは、環境自体の問題だけでなく、その人がもっている遺伝的因子にも影響されるということである。また、周囲からの助けや支えを得られるかどうかは、うつ病になるかどうかを左右するが、周囲のサポートを得られるかどうかも、遺伝的因子に左右されていたのである。上手に甘えて助けを求められる傾向をもった人と、気質的に甘え下手な人とでは、サポートを受けられるかどうかに違いが生じてしまうというわけである。このように、生まれもった素質が、自分の環境を不利にしてしまうということはありがちなことなのである。

もう一つは、うつ病の発症に、子ども時代の被養育体験が関係していることである。恵まれた養育環境で育った人は、うつ病にかかりにくいのである。ところが、養育環境の善し悪しは、親と子どもの遺伝的因子に影響されるということもわかっている。つまり、親に子育てを困難にする遺伝的要因があっても子育てがうまくいかないが、子どもの側に、育てにくい要因があっても、子育てはうまくいきにくいのである。このように、親も子も、個人の努力を超えた要因に左右される部分が少なからずある。

セロトニン・トランスポーター遺伝子にヴァリエーションがあり、うつ病になりやすいかどうかが異なるという話が出てきた。その場合も、ストレスになる出来事がない限りは、どのタイプでもうつ病の発症率は変わりなかったのである。ところが、ストレスになる出来事が増えるにつれ、S／S型やL／S型では、L／L型の人より、うつ病にかかりやすい傾向が認められた。

また幼児期に虐待されたことも、L／L型の人では、うつ病の発症に影響を及ぼさなかったが、S／S型やL／S型の人では、発症率が高まったのである。

この例からもわかるように、遺伝子によってすべて決まるわけではなく、環境と遺伝子が相互に作用し合い、不利な条件が重なったときに、発症につながるというメカニズムが存在することがわかってきた。幼児期に虐待を受け、かつ、S／S型やL／S型の遺伝子多型をもつ人でも、適切なサポートを受けたケースでは、うつになるリスクが大幅に減るという報告もある。不利な因子が重なった場合にも、環境因子を有利にする努力を行うことで、破綻を防ぐことができるのだ。こうした結果は、負の連鎖を断ち切るためには、個人レベルを超えた対処や介入が必要であることも示している。

第二節 ストレスと気分障害

実験的にうつを作る方法

新しく開発された薬が、うつに効くかどうかをテストする場合、いきなり人間に投与することはできない。まず動物に投与して、効果を試してみることになる。抗うつ効果があるかどうかを調べるためには、うつ状態の動物を作る必要がある。どのようにして、「うつ」の動物を作るのだろうか。その方法は、ある意味では、どういう状況で、人がうつになるのかを示している。

動物を「うつ」にするために広く使われる方法は、強制水泳試験と呼ばれる方法である。ぬるま湯を溜めた円筒形の水槽にネズミを入れると、ネズミは壁面を這い上がって逃れようとするが、表面がつるつるしているので、スリップして水の中に落ち込んでしまう。その状態で一〇分ほど格闘すると、ネズミは精根尽き果て、逃れることを諦め、体が沈むことにも無抵抗になる。再び、翌日同じことをすると、今度は、二分ももたずに、もがくのを止めて、無反応になってしまう。これが、「うつ」だと考えられている。このネズミに予め抗うつ薬を投与しておくと、翌日も、諦めずに力が尽き果てるまで、抵抗し続ける。

人間のうつも、基本的には似ている。自分の力では、どうすることもできず、絶望するところまで追い詰められると、現実の困難に立ち向かおうとする気力自体をなくしてしまうのだ。過重なノルマと責任を背負わされ、失敗や非難の不安に怯えながら、長時間の労働を強いられる現代のサラリーマンは、ある意味では、水槽の中でもがいているネズミだと言える。五分で水から上げて貰えれば、元気を維持することができるかもしれないが、ある限界を超えてしまうと、すぐには元に戻らない変化が起きてしまう。

ネズミの場合は、一日か二日休ませれば、元の元気な状態を回復するが、人間の場合、そこまで追い詰められると、復活するのに、もっともっと長い時間がかかってしまう。

ストレスに敏感な人は、うつになりやすい

強制水泳試験が示すように、うつの原因（環境要因）の一つとして重要なのはストレスである。ストレスが限界を超えた状況が続けば、どんな人もうつとなる。ただ、その限界には個人差が大きい。ストレスに過敏な人もいれば、かなり耐性のある人もいる。その意味で、過重なストレスだけでなく、ストレスに対する過敏性が、うつのリスクを左右する。

どのような仕組みで、ストレスがうつを生み出すのかは、かなり解明されてきている。ストレスを受けたとき、身を守るための反応が起きる。それは、正常な反応である。しかし、それが過剰に起きてしまう人は、うつになりやすいのだ。うつ病とは、ストレスに対する反応が暴走し、制御できなくなった状態なのである。

ストレスに対する敏感性は、ある程度生得的なものと考えられている。ストレスを受けると、体内にステロイド・ホルモンが放出されるが、このステロイド・ホルモンの放出を司っているのが、視床下部―下垂体―副腎皮質系（ＨＰＡ系）である。ストレスを受けると、視床下部でＣＲＨ（副腎皮質刺激ホルモン放出ホルモン）が分泌され、これが引き金となって、下垂体からＡＣＴＨ（副腎皮質刺激ホルモン）の分泌が起き、ＡＣＴＨが副腎皮質を刺激して、副腎皮質ホルモンであるコーチゾルの分泌が起きる。

コーチゾルなどのホルモンは、短期的には、生体を防御するのに役立っている。脳の機能に対してもプラスに働く。火事場の馬鹿力というが、いざというときに、人間離れした働きをしたりするのも、ストレス・ホルモンが機能を高めるためである。ところが、ストレス・ホルモンが長期間にわたって分泌され続けると、負の作用を生じてしまう。前頭前野や海馬の働きが低下するだけでなく、萎縮を起こしていく。高レベルのコーチゾルは、脳の神経細胞の成長や新生に関わっている脳由来神経栄養因子（BDNF）の遺伝子の働きを抑えてしまうのだ。長期にわたるストレスにより、過剰なコーチゾルの分泌が続くと、BDNFの遺伝子発現（遺伝子が形質となって現れること）が低下し、その結果、前頭前野や海馬の神経細胞はダメージから回復できず、萎縮や認知機能、記憶力の低下などを引き起こす。

ストレスは、視床下部—下垂体—副腎皮質系（HPA系）を介して、セロトニンなどのモノアミン系の伝達にも影響を与える。例えば、慢性的なストレスによりHPA系の過剰反応が続くと、セロトニンの自己受容体がダウン・レギュレーション（数の減少）を起こす。先に述べたように、自己受容体は、セロトニンの放出にブレーキをかける役割を果たしている。自己受容体の数が減って、ブレーキがかかりにくくなると、セロトニンの高レベルの放出が続くことになる。その結果、セロトニンの枯渇が起き、うつ病の発症につながると考えられる。

うつ病の人では、ACTHやコーチゾルの分泌が亢進している。この傾向は、メランコリー型や精神病性うつ病のような重症のケースほど顕著で、軽症のうつ病では、あまり目立たない。うつが長引きやすい人やうつになりやすい人は、本来かかるはずのネガティブ・フィードバックによるブレーキがかかりにくく、ストレスに対して、HPA系が過剰反応しやすいのである。また、日内変動のリズムが崩れ、通常、夜間においては、コーチゾルの分泌が止まるはずが、うつの人では、分泌停止の時間が短くなっている。

抗うつ薬によって治療を行うと、この過剰反応が起こらなくなるが、中には、過剰反応が起こり続ける人もいて、そうした人は、うつ病が再発しやすい。

うつ病では、風邪をひいたときのような炎症反応がみられる

うつ病の発症において、免疫反応が関与していることも明らかになりつつある。うつ病では、身体的な病気がなくても、白血球が増加する傾向が見られ、体のだるさや疲れやすさのような、風邪や肝炎でも出る症状がみられるが、こうした症状には、炎症反応も関係している。白血球以外にも、サイトカインやインターロイキン-6、CRP（C反応性たん白）など、炎症を示す物質が増加する。

うつ病の重症度が上がると、炎症反応は強まる傾向が見られる。体のだるさや疲れといった

身体症状は、心理的、神経的なものだけでなく、免疫系の反応にもよるのである。

竹脇無我さんの場合も

俳優の竹脇無我さんも、うつ病で長い闘病生活を送ったことで知られている。竹脇無我さんの闘病記によると、最初に現れた症状は、体のだるさや微熱、疲れやすさで、アルコールをよく飲んでいたこともあり、最初は、アルコール性の肝障害ではないかと思ったという。ところが、内科で調べてみると、肝機能は正常であった。しかし、まるで肝障害が起きているような症状がみられたのである。

体の病気ではないかと、最初内科にかかることも多い。実際、体の病気と似た炎症反応が起きていることを考えると、それも納得できる。

サイトカインは、異物を食べる貪食細胞が作り出す物質で、いろいろな種類があり、それぞれ免疫反応を促進したり、抑制したりする。つまり、バクテリアやウイルスなどの「異物《エイリアン》」との戦いを煽ったり、攻撃の手を緩めさせたりする伝令のような役割を果たしている。そして、戦争が起きて、火の手が上がった状態が「炎症」である。このサイトカインは、脳にも影響を及ぼし、気分障害や行動の障害に関与していることがわかってきた。

サイトカインというと耳に馴染みがない方も、インターフェロンという名称はよく耳にされるだろう。インターフェロンは、サイトカインの一つであり、C型肝炎の治療にも用いられるが、副作用として、風邪をひいたときのようなだるさや、うつ状態を引き起こしやすい。インターフェロンによる治療を受けた人の三〜五割で、うつ状態が見られる。

炎症反応があると、セロトニンの材料であるトリプトファンが血液中にうまく供給されなくなり、セロトニンの合成が低下する。また、サイトカインは、脳由来神経栄養因子（BDNF）などの神経成長因子の働きを抑え、前頭前野や海馬での神経新生をストップさせる。その結果、萎縮や機能低下を引き起こし、うつを発症すると考えられる。また、サイトカインは、HPA系を活性化させ、この系の過剰反応にも一役買っている。

抗うつ薬に反応して回復するケースでは、サイトカインやCRPが減少して、炎症反応が消える。それに対して、サイトカインが高レベルになっているうつ病では治療抵抗性（治療しても改善しない）の傾向が見られる。

子ども時代の境遇も、ストレス過敏性を左右する

サイトカインのレベルは、現時点でのストレスだけでなく、慢性的なストレス、さらには、幼い頃に受けたストレスによっても左右される。現在のストレスよりも、子ども時代に受けた

ストレスの方が強く関係している傾向も見られる。また、幼い頃に強いストレスに曝された人では、CRPの有意な上昇がみられる。炎症反応を抑える治療を行うと、うつ症状が軽減するという場合もある。うつ状態では、鎮痛剤などの使用が増える傾向がみられ、痛み止めを飲むと気分がよくなるという人も少なくないが、潜在的な炎症反応を抑えることによるとも考えられる。ある意味で、消炎鎮痛剤への依存が起こりやすく、さまざまな副作用の原因となるため、用心が必要である。

こうしたストレスに対する過敏性は、生得的なものだけでなく、環境的な要因も大きい。長期にわたってストレスを受け続けていると、過敏な反応を起こしやすくなるのである。たとえば、子ども時代に虐待を受けた女性を対象にした研究では、ストレスに対して、動悸がするなどの生理的反応が強くなりやすいだけでなく、ACTHや副腎皮質ホルモンの分泌も過剰に増加しやすかった。こうした女性は、人生の苦しい出来事に対して、うつに陥りやすかった。神経質な母親に育てられることも、ストレスに対してネガティブな反応をする傾向を助長する。子どもの頃、病弱だったり、神経質だったりした人では、大人になってもストレスに対して過敏な傾向が認められる。

ストレスが、ストレスに敏感な体質を生む

ストレスを受けることが、ストレスに対する過敏な傾向を生み出す現象を、「ストレス感作」という。食あたりをした人が、次から、その食べ物を受け付けなくなってしまうのと同じように、ストレスに対して、「アレルギー」になってしまうのだ。いつも大声で怒鳴られて育った人は、大きな声に対して過剰に反応することがある。いつもいじめられていた人は、人に会うだけで、過度に緊張し、不安や恐怖を感じやすくなる。ことに子どもの頃に受けた体験は、ストレスに対する反応についても、生涯にわたる長期的な影響を及ぼす。これは、胎児期から始まる幼い頃のストレスフルな出来事が、視床下部―下垂体―副腎皮質系（HPA系）を含めた、受容体や伝達系などに関する遺伝子発現そのものを変えてしまうためである。

その結果、ストレスに対する閾値《いきち》が下がり、小さなストレスでも過剰な反応が起こりやすくなる。HPA系が過剰反応しやすいうつ病では、治療に対して反応が悪く、再発しやすい。

ある研究によると、一見、大人になってからの出来事が影響しているような場合も、実は、子どもの頃の境遇に大きく左右されているという。つまり、同じような苦しい体験に出会っても、恵まれた子ども時代を過ごした人には、さほど大きなストレスにはならず、不遇な子ども時代を送った人には、大きなストレスとして体験されるというのだ。

もちろん、「ストレス感作」は、子どもの頃の体験だけによって起こるものではなく、健康な大人であろうと、絶えず強すぎるストレスに曝されているうちに起きてしまう。一旦、「ストレス感作」が起こると、それまでは、あまり苦痛なく耐えられたことも、耐え難く感じるようになり、苦痛で堪らなくなる。急激にその人の気力を奪っていく。最初は、非常にショッキングな出来事がきっかけでうつになった人も、次第に些細なことがきっかけで、うつを繰り返すようになることも珍しくないが、これも、「ストレス感作」によると考えられる。

ストレスにより脆くなる人、強くなる人

子どもの頃の不遇な境遇であれ、大人になってからの過酷な体験であれ、そうしたストレスの大きな体験が積み重なれば積み重なるほど、ストレスに対する過敏性は増していくと考えられている。

しかし、その一方で、逆境や困難を乗り越えてきた人は、ストレスに対するある種の抵抗力が増し、強くたくましくなっていくことも事実である。過敏で、脆《もろ》くなっていくのと、ストレスに対して免疫をつけ、粘りを増していくのとの違いはどこから生まれるのか。

一つ明らかなのは、ポジティブな感情や姿勢が、心身の健康によい影響を及ぼし、ストレスに対する耐性を高めることである。ポジティブな気持ちや心の持ち方は、ストレスによる悪影響からの回復を早め、長寿にもつながるのである。

子ども時代についてポジティブな内容を回想する人は、ネガティブな体験を回想する人に比

べて、その後の死亡率が低く、老齢になっても長生きしている割合が高いという。ネガティブな体験ばかりを回想する人では、逆に死亡率が大幅に高くなる。

ストレスを受けている状況において、前向きな気持ちをもつことが、ストレスに敏感になることから守ってくれる。遺伝的にストレスに敏感で、うつになりやすい傾向をもっている場合でも、前向きな気持ちをもつことで、悪い影響は軽減されることも明らかとなっている。

成功したから幸福なのではなく、幸福だから成功する

うつ状態の中核的な症状として、ネガティブな感情が増え、ポジティブな感情が減ってしまうことが挙げられる。それは、うつの症状であるというだけでなく、うつになりやすい人では、日々の出来事に対して、ネガティブに過剰反応しやすい面も指摘されている。逆に、ポジティブな反応をしやすい人では、うつに対する抵抗力が高い。

中立的な出来事でさえも、悲観的な徴候として受け止めたり、敵意を感じてしまったりすれば、ストレスは益々強まってしまう。うつを予防するうえで、日々の出来事の悪い面に反応するのではなく、よい面に反応するように心がけることは、とても大切である。

ある研究によると、その人が幸福と感じているかどうかは、成功と関係していただけでなく、幸福と感じている人では、その後成功する割合が高かったという。つまり、成功したから幸福

なのではなく、幸福だと感じていたから、成功することができたと言えるかもしれない。幸福だと感じていることは、物事を達成するのを容易にすると考えられる。

慢性的な疼痛を抱えた人を対象にした別の研究では、痛みの軽減に先行して、前向きな感情の高まりが見られるという。苦痛が軽減するから、前向きになるのではなく、前向きになると、やがて苦痛も軽減するのである。

"よいストレス"は、ストレスに強い脳を作る

ストレスというものの悪い側面ばかりを論じてきたが、ストレスは必ずしもマイナスのものというわけではない。無菌室で育ったのでは、感染症に対して抵抗力をつけることができないのと同じように、ストレスに対して抵抗力をつけるためには、適度なストレスに曝され、それを乗り越えることが必要である。子ども時代のストレスについても同様である。子ども時代の過酷すぎるストレスは、HPA系を過敏にし、そのため傷つきやすくなり、後年、うつ病にもかかりやすい傾向の原因となると考えられるが、程よいストレスを受けながら、それをはね除けて育つことは、むしろストレスに対する抵抗力、ストレスを受けた後の回復力を高めることにつながる。

興味深い動物実験がある。生まれたばかりのハツカネズミを、母親から長時間引き離すこと

は、ＨＰＡ系の過敏さを来すが、短時間だけ引き離すことは、むしろ反対の効果を生んだのである。つまり、大人になったときに、他のストレスに対しても強くなっていたのである。

ストレスがないストレス

人間が生き生きと生活するには、適度なストレスがあった方がいいようである。逆にストレスがないことも、強いストレスとなりうる。ストレスがなくなってしまうことで、うつになる場合もある。たとえば、結婚するまで働いていた女性が、結婚や出産と同時に、退職して、専業主婦に納まり、家庭のことだけをやっているうちに、うつになってしまうことがある。「カゴの鳥症候群」と呼ばれるものである。外でバリバリ仕事をし、人や社会との関わりの中で、満足や刺激を得ていた人に起こりやすい。無関心な夫の態度や家庭内の問題が重なっていることが多い。こうしたケースでは、薬を飲むだけでは、本当の改善はなかなかみられない。むしろ、外に出て仕事をしたり、社会的な活動をしたりする方が元気になる。旅行などの非日常的なイベントが、気晴らしになることもある。

また、「空《から》の巣症候群」というのもある。子どもが成長して自立した頃に、女性を襲ううつ病のことで、専業主婦として子どものことにばかりかかりっきりになった人がなりやすい。子育ては大変ではあるが、張り合いともなっていたのである。ちょうど巣立ちの時期は、更年期とも重なるため、女性にとっては二重の意味で、節目の時期だと言える。空の巣症候群にならないためには、子どものことにばかりかかりっきりにならず、子どもの成長と共に、仕事に出たり、社会的活動にたずさわるなどして、自分の生き甲斐を見つけていくとよい。

男性の場合は、仕事から引退し、責任や義務から解放されたときが危ない。仕事から解放されたら、どんなに気楽だろうと、ハッピーリタイアメントを夢見ていたサラリーマンが、実際に引退してしまうと、急に無気力になってしまうのだ。過重なストレスはよくないが、急にストレスがなくなるのも、バランスを崩してしまう。気が抜けすぎると、荷下ろしうつ病や引退うつ病になりやすいのである。

いずれも生真面目で、仕事熱心で、責任感が強く、何でもきちんとやらないと気がすまないタイプの人に多い。手が抜けずに、いつも全力投球で、中途半端なことができないため、どうしても、やる、やらないの落差が大きくなりやすい。段々と手を引きながら、次の備えをすることが大切である。

第三節　体内時計の狂い

うつ状態になると、朝が憂鬱になり、なかなか活動を始められないのに、夜になると気分がましになり、比較的普通に動けるということが多い。うつになると、朝が起きられず、昼過ぎまで布団で過ごしてしまうのに、躁になると、早朝から目が覚めて、活動を始めるというケースも多い。一日の睡眠と覚醒のリズムは、俗に体内時計と呼ばれている仕組みによって司られている。気分障害では、しばしば体内時計の狂いを生じている。この体内時計の狂いが、うつ病や気分障害の症状に関係していることがわかっている。

体内時計は、外界の明るさと関係しているため、その中枢は、脳の中でも視覚と連絡しやすい場所にある。両眼の奥に伸びる二本の視神経の束は、脳の中心部で交叉し、左右が入れ替わって、後頭葉の視覚中枢へとつながっている。視神経の束が交叉する部位の上に、視交叉上核という神経細胞の塊があって、体内時計のリズムを刻んでいる。

視交叉上核が作るリズムに合わせて、副腎皮質ホルモンや甲状腺ホルモン、メラトニンなどのホルモンの分泌も日内変動し、体温など生体のリズムが作られている。睡眠、覚醒のリズムも、体内時計のリズムと同期しているが、睡眠のリズムに特に関わっているホルモンが、メラトニンである。メラトニンは松果体《しょうかたい》と呼ばれる器官から分泌されるホルモンで、夜間暗いときに、活発に分泌され、眠りを引き起こし、昼間明るいときには、分泌が低下する結果、覚醒しやすくなる。

視交叉上核は、二十四時間から二十五時間の固有のリズムをもっているが、同時に、外界の明るさによってリズムを調整している。これによって、昼間は活動し、夜は休息するというリズムを保つとともに、時間帯の異なる環境にも適応することができる。たとえば、時差のある国に旅行しても、最初のうちは睡眠時間がずれてしまうが、次第に現地のリズムで生活できるようになる。日が長くなったり短くなったりしても、多くの人は、大体一定時間の睡眠をとることができる。元々備わっている固有のリズムと、外界の明るさに応じた調節の結果である。

この調整の成否は、朝の訪れる時間と、日照時間の長さにかかっている。つまり、体内時計のズレを修正するためには、朝、太陽光に触れることが、まず大切になる。もう一つ大事なのは、十分長く太陽光の射す、明るい場所で過ごすことである。

太陽光にこだわるのには、理由がある。人の光に対する感受性は弱く、通常の照明の明るさでは、昼とみなされず、体内時計の修正も起こりにくいのである。体内時計の固有のリズムは、二十四時間より少し長めであるため、外の光に触れずに生活していると、次第に生活時間が後にずれていきやすい。つまり、遅寝遅起きになってしまうのである。

季節の変化と体内時計の狂い

昼夜の長さは、季節によって変化する。つまり、体内時計がうまく調節されないと、睡眠や活動性に季節の影響が出やすいのである。実際、秋から冬にかけて日が短くなる時季になると、気分が沈み、意欲が落ちる「冬季うつ病」というのがある。逆に春から夏にかけては、活動的になる場合も多い。人によっては、春頃に沈みやすくなる場合もある。梅雨時に、うつになる人もいる。気分は、日照時間だけでなく、空の明るさや温度、気圧にも左右されるのだ。

季節性うつ病や季節性感情障害は、もとを正せば、地軸が傾いていることに起因するが、そうした地球環境に適応すべく進化してきたことの産物でもある。冬季は活動性を落とし、代謝やエネルギーの消費を控え、日照時間が長く食物が豊富な夏場に活動するというのは、生存戦略上、理にかなったやり方である。一年中食糧が手に入り、温度や照度がコントロールできる環境になったからといって、何百万年もかけて進化してきた適応スタイルを、そう簡単に変えることはできないのである。

ただ、個体差が大きく、遺伝的に日照時間の影響を受けやすい人と影響が軽微な人がいて、前者のケースで、季節性うつ病などにかかりやすいと考えられる。

健康な人では、冬季もメラトニンの分泌時間は、夏場と変わらないが、季節性うつ病の人では、冬季になって夜が長くなると、メラトニンが分泌される時間も長くなる。長くなると言うより、分泌の開始が遅れ、その分、遅くまで分泌が続くとする研究者もいる。いずれにしろ、朝が起きにくくなる。

睡眠のリズムがズレやすい人は、うつ病にかかる割合が高い。体のリズム（体温やホルモンの分泌）と睡眠のリズムがズレを起こすことが、うつ病の症状にも関係している。うつ病の人は、体のリズムが速まり、眠りたいのに早く目覚めてしまう。一方、季節性うつ病の場合には、生体リズムが速まるというよりも、睡眠のリズムが遅くなって、夜が寝つけず、朝が起きられない。その結果、睡眠障害や疲労、活力低下を招く。うつ病の人では、朝夕のリズム自体が乏しい傾向も見られる。

体内時計の狂いやすさが、遺伝子レベルでの問題による場合もある。体内時計の働きを決定する時計遺伝子と呼ばれる遺伝子が知られているが、時計遺伝子に変異があると、体内時計が狂いやすくなる。時計遺伝子の変異が、双極性障害でも見られることがあるが、単極性うつ病では、そうしたケースは極めて稀で、時計遺伝子の変異を伴う双極性障害では、重度の不眠を伴いやすい。

深い眠りの減少と浅い眠りの増加

体内時計の狂いとうつを結びつけているのが睡眠の問題である。睡眠には、徐波睡眠とREM睡眠がある。徐波睡眠は、大脳皮質が活動を休止した夢も見ない深い眠りである。それに対して、REM睡眠は、眼球の左右への素早い運動を伴った、やや浅い眠りで、このとき夢を見ている。うつ病では、寝ついてからREM睡眠が現れるまでの時間（REM睡眠潜時と呼ぶ）が短くなり、また、眠り全体で見ても、徐波睡眠が減り、REM睡眠が増える傾向がある。こうしたことが、夜中に悪夢で目を覚ますことや、早く覚醒してしまう原因にもなる。

徐波睡眠は、脳が神経伝達物質やホルモンのバランスを保つために、不可欠な役割を担っている。昼間活動するときに、活発に放出した伝達物質やホルモンを再び蓄え、翌日の活動に備えるのである。また、徐波睡眠は、神経細胞の修復や新生にも重要で、徐波睡眠が不足すると、神経伝達物質やホルモンの失調が生じるだけでなく、神経細胞のダメージが蓄積されてしまう。

徐波睡眠を意図的に取らせないようにする実験を行うと、被験者は、激しく疼くような疲労を訴え、テープレコーダーが壊れたようにゆっくりとしか喋れなくなり、動作も緩慢になる。体の痛みや違和感を訴える人も多い。気分は落ち込み、集中力や周囲への関心もなくなり、考え方もネガティブになる。これらは、すべてうつ病で見られる中核症状でもある。徐波睡眠の減少と神経細胞のダメージ蓄積や伝達物質の枯渇は、うつ病の中核をなすものと考えられる。

規則正しい生活とよい睡眠が、神経新生には重要

睡眠は、神経新生にとって重要で、睡眠不足が続くと、海馬での細胞分裂や神経新生が低下する。気分障害の最初の症状として出現しやすいのは、睡眠障害であるが、睡眠不足が続くこ

とで、神経新生が低下し、機能低下が進行するという悪循環を生みやすい。睡眠障害は、それ自体ストレス要因ともなる。睡眠不足は、コーチゾルなどのストレスホルモンを増加させてしまう。その状態が長期にわたって続くと、HPA系が過剰反応しやすくなり、うつ病のパターンに陥るのである。

最近見出された興味深い事実の一つは、神経新生が、ストレスや副腎皮質ホルモンの分泌亢進によって妨げられるだけでなく、副腎皮質ホルモンの分泌に日内変動が失われ、平坦化することも、神経新生に有害であるということである。リズムが平坦化している人では、抗うつ薬などによる神経新生の効果も乏しい。つまり昼間は活動し、夜間は休息するというリズムは、神経新生が活発に行われ、ストレスやうつから脳を守るために、とても重要なのである。

その意味で、適切な睡眠時間と規則正しい生活を確保することが、うつや気分障害の予防には大切だと言える。

第四節　性別や性格も関係する

女性はなぜうつになりやすいのか

女性がうつ病になる生涯有病率は、四分の一を超え、男性のおよそ二倍である。女性は、うつになりやすい。児童期や老年期においては、男女差はそれほどない。つまり、思春期から更年期までの生殖年齢において、女性は、とりわけうつ病にかかりやすいということになる。

また、軽躁とうつを繰り返す双極性II型障害や、気分の起伏と強い自己否定を特徴とする境界性パーソナリティ障害も、女性に多い。

女性ホルモンは、気分や意欲に関係し、うつや気分障害の発症に絡んでいる。女性がうつになりやすい、もっとも危険な時期は、女性ホルモンが、急激に変動する時期、つまり、お産をした直後の産褥《さんじょくき》期と、閉経に向かう更年期である。このとき、多くの女性が、多少なりとも精神的に不安定になりやすい。周囲の支えが重要になる。

更年期では、女性ホルモンが単に低下していくというよりも、上がったり下がったりの揺れ動きが大きくなり、それが、不安定になりやすい原因だと考えられている。閉経して、下がったままで安定してしまうと、かえって楽になる。思春期から青年期にかけても、女性ホルモンの分泌が不安定で、変動が大きく、気分や意欲にも影響しやすい。

女性ホルモンが上がればいいというものではなく、概して、女性ホルモンの分泌が活発な人では、うつや不安を感じやすい。それは、月経周期などに伴う変動が大きくなりやすいためと考えられる。山が高ければ、谷が深くなりやすいのである。女性ホルモンの一つであるエストロジェンには、ストレスに対する過剰反応を助長する作用があるようだ。そのため、女性は、ストレスや外敵の脅威に敏感で、過剰反応を起こしやすいとされる。

エストロジェンの分泌が活発な若い女性が、些細な危険に、「キャッ―!」と、いささかオーバーに反応するのには、生理学的な理由があるのだ。それは、ある意味では、女性らしさであり、何を見ても動じなくなってしまった頃には、エストロジェンの分泌もなくなっているということになる。

対照的に、男性ホルモンのテストステロンには、抗うつ的な作用がある。自信やエネルギーを高め、活動的にし、不安やストレスを抑える。外敵と戦い、女性や子どもを守り、子孫を残すために、不安や恐れをものともせずに、自分より強そうな相手であれ、立ち向かっていかねばならない。そうした進化の歴史の中で、勇気を奮い立たせるために、授けられたものなのである。

しかし、男性ホルモンの分泌が低下してくる中高年期、男性も危険にさらされる。それまで守ってくれていた守護神の力が衰えてしまうのである。以前であれば、はね除けることのできたストレスも、体に堪《こた》えるようになる。不安やうつが忍びよりやすくなってしまう。いわゆる「男性更年期」と呼ばれる時期を、どう乗り切るかが課題になるが、この時期は、男性にとって体力も低下する一方で、責任や重圧がさまざまな意味でのしかかってきやすく、上手に防御を行わないと、うつ病に取り憑かれやすい。

パーソナリティ・タイプと気分障害

うつになりやすい性格として、昔から「メランコリー親和型性格」として知られるものは、几帳面で、秩序や規則を好み、勤勉で、責任感が強く、他人に対して気遣いや奉仕をする傾向が特徴である。これは、日本では、「執着気質」と呼ばれるものに近い。ただし、執着気質は、元々は躁うつ病の典型的な病前性格として提唱されたものであるが、今日では、専門家でも、うつ病の病前性格と考えている人が少なくない。執着気質に相当する、国際標準の用語は、「強迫性パーソナリティ」である。完璧主義や融通の利かなさ、白か黒かの二分法的思考に陥りやすい面が見られる。

作家有島武郎の場合

『生れ出ずる悩み』や『或る女』などの優れた作品で知られる作家の有島武郎は、何度か重い憂鬱症に苦しんだことで知られている。生真面目で、潔癖で、几帳面な有島の性格は、まさにうつを惹きつけやすいメランコリー親和型性格であった。父親が大地主であったことも、彼にとっては、貧しい者に対する罪であった。彼はニセコの有島農場を、小作人たちに無償で開放したのである。『或る女』の完成後、有島は創作意欲の減退に悩み、頭が思うように働かないことを嘆いた。作家としての行き詰まりは、波多野秋子との破滅的な不倫、そして心中という結末に向かうのである。

双極性障害の病前性格としては、ドイツの精神医学者クレッチマーの分類による、社交的で、明るく、活発で、情味や喜怒哀楽の豊かな「循環気質」が知られていた。それに対して、下田光造が、「執着気質」を提唱したのだが、その後、双極性障害も、概念が広がったこともあり、執着気質よりも、循環気質が当てはまる人が多いように思う。実際のところ、循環気質の人もいれば、執着気質の人もいるし、両方が重なっている場合もある。ただ、うつが強く見られる人では、執着気質の傾向が認められることが多い。

文豪ゲーテの場合

ドイツの文豪ゲーテは、典型的な循環気質の人物であり、うつ状態になって自殺の一歩手前までいったこともあれば、軽躁状態で、仕事を投げ出して、失踪同然にイタリア旅行に出掛けたり、年端のいかない娘に、突然求婚したりといった行動も見られている。クレッチマーによれば、彼のすぐれた詩は、この軽躁期に生まれたものという。ゲーテの生涯を詳細に研究したメービウスによれば、高揚した時期が、ほぼきっちり七年周期で現れているという。高揚期が二年ほど続いた後には、五年ほど続く沈滞期があり、また、高揚した時期が現れるという循環を繰り返していたのである。高揚期には、恋をし、詩や優れた作品を書き、沈滞期には、行政官や学者として、冷静沈着に日々の仕事に取り組んだ。高揚期が終わり、沈滞期に移行する時期には、重い憂鬱に囚われ、ふさぎ込んだり、こもったりした。今日の診断基準では、双極性II型障害に該当するだろう。

最初の高揚期は、十八歳のときで、学生だったゲーテは、情熱的な恋愛や乱痴気騒ぎに明け暮れた。その後、深い憂鬱期や沈滞期を経て、再び二十五歳のときに、気分の高揚を迎える。ゲーテは、恋愛や失恋を重ね、『若きヴェルテルの悩み』を書いた。その高揚期の直後に、不安定な時期がやってきて、自殺未遂にまで至っている。それからも、ほぼ七年刻みに、高揚期を繰り返し、その周期を七回繰り返した四十九年後の七十四歳のときにも、高揚期を迎えると、十九歳の乙女に恋をし、結婚を真面目に考えたため、ワイマールの大公が、仲介の労をとったほどである。だが、生憎、その恋は実らずに終わっている。

軽躁期の軽はずみな恋や行動は、後でゲーテにツケをもたらした面もあったが、ゲーテの人生の幅を広げ、豊かなものにするのに不可欠の役割を担ったことは間違いない。

また、双極性障害の人は、反応性が高いことも特徴である。よいこと、悪いことのどちらにもよく反応し、元気になったり、沈んだりの起伏が激しい傾向が見られる。しばしば過剰反応しやすい。また、新奇な刺激を求める傾向がある。それに対して、単極性うつ病の人では、現状維持を旨として、新しいことを避けたがる傾向が強いように思える。

うつを予防するうえで、規則や責任に縛られすぎず、完璧な理想にこだわりすぎないことが重要になってくる。どこまでも頑張り続けることが、バランスを狂わせる原因となる。ほどほどで満足するということが、安定の鍵になる。また、喜怒哀楽の激しい人では、過剰反応しないように、極端な考えに囚われないように心がけることも大事だろう。

近年では、うつになりやすいのは、強迫性パーソナリティばかりでなく、他のタイプにも、うつが少なくないことがわかってきた。うつが多いパーソナリティ・タイプとしては、境界性(情緒不安定性)、自己愛性、回避性などが挙げられ、これらのタイプでは、従来うつに特徴的だとされた自分を責める傾向よりも、責任転嫁や責任回避が特徴的である。だが、いずれのタイプにも、完璧を求める傾向や、全てか無かの二分法的思考が認められやすい。

「うつ」にひそむ大人の発達障害

パーソナリティ・タイプと関連するのは、大人にしばしばひそんでいる軽度の発達障害である。こだわりが強く、対人関係が不器用なアスペルガー症候群、不注意や衝動性、落ち着きのなさを特徴とするADHD、総合的な能力に比して、ある能力だけが極端に低い学習障害などの発達障害が、気づかれないままひそんでいるケースでは、社会生活や職業生活に、人には理解してもらいにくい困難を抱えやすく、他の面で優れた能力をもっていても、それが活かされなかったり、正当に評価してもらえなかったりしやすい。そのため、疎外感を抱えたり、孤立したり、仕事で躓《つまず》いたりして、うつにもかかりやすい。また、ADHDやアスペルガー症候群のケースでは、大人になって、気分障害を合併するケースが少なくない。

ADHDの人は、衝動性や無計画、不注意などのために、堅実、着実に仕事を継続するということが苦手である。そのため仕事を転々としたり、無計画に物事を始めたりして、行き詰まるという場合もある。したがって、あまりかっちりとした仕事が求められる職種では、ストレスや軋轢《あつれき》を生じやすい。その一方で、行動力や発想力で優れていることも多く、マイペースでやれる職種や自由業で成功する人も多い。

アスペルガー症候群の場合には、こだわりの強さは、まさに執着気質に通じ、決められた通りにやろうとしすぎて、疲労が蓄積したり、周囲との摩擦を招いたりしやすい。本人と周囲が、そうした特性を適切に理解することが、うつなどの予防に重要である（拙著『アスペルガー症候群』（幻冬舎新書）参照）。

ストレスは、期待と現実のギャップから生じる

ストレス反応は、生体を守るための警報システムであり、それによって、防御メカニズムを働かせるという重要な意味を担っている。ストレスを受けると、それを自覚しているかどうかに関係なく、視床下部―下垂体―副腎皮質系が活性化され、「ファイト・アンド・フライト（戦いと逃走）」に関わる交感神経系の活動が活発となる。つまり、「戦闘状態」になるのである。戦うために、脳を覚醒、興奮させ、筋肉を戦いや逃走に備えさせるために、それに血液を送り込む心臓をフル回転させるとともに、末梢血管を収縮させて、血液を肝心な部分に集める。

しかし、それが過剰に起こり続けることで、本来は適応を高めるはずのメカニズムが、破壊的作用を及ぼしてしまう。過剰なストレスは、高血圧や心臓病のような身体疾患の原因となるだけでなく、うつなどの精神障害の引き金を引く。うつは、ストレスに対する過剰反応から起きてくることを見てきた。過剰反応の起こりやすさは、遺伝的に、あるいは、幼い頃からの体験の積み重ねによって、ある程度決められているものの、受け止め方や心構えによって、同じストレスフルな出来事でも、ストレスとなる度合いが大きく異なり、その破壊的な作用を防げることがわかってきている。このことは、遺伝的に不利な要因を抱えている場合や、境遇に恵まれなかったケースでも当てはまる。

では、そもそもストレスとは何であり、どうして生じるのだろうか。人によって、どういう

状況をストレスと感じるかは、さまざまであり、ときには、まったく正反対に思える場合もある。少しでも危険があると、敏感にストレスを感じる人もいれば、危険がない平凡な状況を、強いストレスに感じる人もいる。人と接することが大きなストレスになる人もいれば、一人でいることが耐え難いストレスになる人もいる。ストレスは、その人のパーソナリティ、つまり心理社会的及び生物学的特性によって、大きく左右される。ストレスに対する反応、ひいては、うつ病のリスクも、パーソナリティにより異なり、それぞれのパーソナリティ・スタイルに応じた対策を講じる必要がある。

それについては、拙著『パーソナリティ障害』(PHP新書)や『パーソナリティ障害がわかる本〜「障害」を「個性」に変えるために』(法研)などを参考にしていただければと思う。

ストレスとなる原因は、その人によりさまざまなのだが、その根底には、大きな共通点がある。それは、ひとことで言えば、思い通りにならない、ということである。周囲の現実と自分の期待にギャップが生じた場合に、人はストレスを感じる。そのギャップが大きいほど、ストレスも強まりやすい。つまり、予想外のことや期待はずれなことが起きたとき、あるいは、自分の思うようにコントロールできない、自分には対処できないと思ったとき、人はストレスを感じるのである。

ストレスを減らすためには、自分の期待をコントロールすることが重要になる。期待は大きすぎても、小さすぎてもいけない。自分の現実にマッチした程よい期待をもつことが、ストレスとうまく付き合う秘訣なのである。

第七章　なぜ、うつや気分障害が増えるのか？

第一節　つながりと希望を失う社会

単身世帯の急増と孤立する個人

社会的なつながりが乏しく、社会的な支えを受けにくい人は、うつ病にかかりやすい。社会的孤立は、うつ病の重要なリスクファクターなのである。支えになってくれる社会的なつながりの乏しい人は、うつになりやすいだけでなく、うつから回復するのにも手間取りやすい。逆に、社会的なふれあいをもつことが、気分の安定に大きく寄与するのである。

うつ病がほとんど見られない採集狩猟民では、「一人の時間」という概念自体が存在しないという。常に人々は、気心の知れた家族や仲間と行動を共にしている。幸福度が世界で一番高いというブータンでの生活も、家族や村落の人々とのつながりが基本になっている。彼らが、多くの日本人が一人で暮らしているという話を聞くと、なんて可哀想な、と涙を流して同情するという。

かつて、一人でいることは、強い苦痛を伴う行為とみなされ、修行のためとか刑罰のために特別に行われてきた。

ところが、この数十年に起きた社会の変化は、人と人とのつながりを希薄にし、個人が孤立しやすい状況の進行を加速してきた。大家族から核家族、さらには、単身世帯が主要な世帯構成になろうとしている変化は、その状況を最も端的に表している。大家族から核家族へと移行したとき、多くの人は、わずらわしい伝統や家父長制から解放されたことを喜んだ。だが、それが、さらに単身世帯の急増という事態にまでなると、寂寥《せきりょう》感や孤立感を覚えるようになっている。

いまや、一人で過ごすことが当たり前のライフスタイルとなっている。アメリカで行われた最近の調査では、二五％近い市民が、親密な社会的つながりを全くもたずに暮らしているという。日本も、急ピッチでアメリカの状況を追っている。

社会を縛っていた伝統的価値観が解体し、個人の自由や解放が追求されれば、その行き着く先は、単身世帯を中心とした社会となっていくことは、必然的な成り行きだとも言える。うつ病や自殺の増加の背景には、社会の解体という現実がある。社会の解体が進み、社会が共感的な絆よりも、契約や利害というドライな関係で動くようになると自殺が増加することに、一世紀近く前に活躍した社会学者デュルケームは、すでに気づいていた。同じ北欧の国でありながら、ノルウェイとデンマークは、自殺率において、大きな違いを示すが、家父長的で、共同体的な人間関係を基本とするノルウェイでは、自殺が少なく、核家族化し、個人の経済的な自立を優先するデンマークでは、自殺が多いのである。

不安定で変動の激しい競争社会

デュルケームが『自殺論』で明らかにした、社会学的事実の一つは、社会の変動性が大きくなると、自殺が増えるという現象である。たとえば、不況のときに、必ずしも自殺が多いわけではない。好景気のときにも、自殺は多いのである。格差が大きい社会で自殺が多いわけでもない。むしろ逆のことも多い。例えば、インドのカースト社会では、最下層民でも、自殺は稀であった。一般に階級制度のかっちりした社会では、自殺は少ないのである。

では何が自殺率を押し上げるかと言えば、社会の変動性、不安定性なのである。大きな景気変動やある社会階層の没落といった大きな変化が、自殺率を増大させる。極端な市場原理と競争に基づく資本主義社会は、経済の成長という点ではプラスだが、社会の変動性や不安定性を増すというデメリットを伴う。

前世紀末から急に自殺率が上昇していることをあわせて考えると、グローバリゼーションの荒波をかぶった無情な資本主義の猛威は、社会の変動性を高め、うつ病や気分障害の増加の一因となっている可能性がある。

そもそも資本主義の不可避なマイナス面である景気変動や相場の変動といったもの自体が、強気と弱気を繰り返す循環性において、極めて「双極性障害的」である。強気のときは、楽観論一色になり、弱気のときは、悲観論一色になるということを、性懲りもなく繰り返すという本質をもっている。

社会の不安定性を表す指標として、デュルケームが取り上げているのは、離婚率である。離婚率が高い社会は、自殺率も高い傾向が見られる。それは、社会の不安定性の指標であると同時に、先の項で述べた、社会の解体の指標ともなっているだろうし、また、後で述べる子ども時代の幸福とも関係しているだろう。

楽しいことばかりを追求するライフスタイルには無理がある

うつになりそうになっても、自分を責めたり振り返ったりせずに、前向きな意欲や戦闘的な気持ちを奮い立たせ、むしろ自信たっぷりに振る舞うことを躁的防衛という。躁的防衛は、自分を守るための心理的防衛メカニズムである。

今日の日本社会は、過酷な競争社会であるだけでなく、社会が解体し、人々は共感的なつながりを失い、孤独な状況におかれている。一歩外に出れば、弱みを見せずに、明るく元気に振る舞うことが求められる。「暗い」という印象を与えることを恐れる。「テンションを上げる」「テンションが下がった」といった言い回しの日常的な使用に表れているように、人々は、常に気分が下がることを警戒し、元気に強気に行動することを重視する。たとえ、相手が親しい友人であっても、弱みや暗い面を見せることは躊躇してしまう。

落ち込みそうになれば、カラオケで歌ったり、居酒屋で盛り上がったり、ときには薬物の力を借りて、気分を持ち上げようとする。飲酒や薬物乱用、イベントという名のお祭り騒ぎも、躁的防衛の文化の産物である。

しかし、暗い部分に向き合うことを避け、明るく楽しい面ばかりを追求してきた躁的防衛型のライフスタイルには無理がある。死や老化や衰退は避けられないし、人為において、失敗や挫折や不完全さも不可避である。排除しようとすればするほど、挫折や落胆や傷といったものに、つきまとわれることになる。躁的防衛に励めば励むほど、それが破綻したとき、落差は大きくなり、うつに脅かされることになる。

悲しみや落ち込みや失敗を受け入れ、共有する心理社会的絆の崩壊が、うつや気分障害に苦しむ人を増やしているように思える。

一方で、自殺の防止を叫びながら、もう一方で、失敗することを許さない風潮が強まっている。本当に自殺を減らそうと思うのならば、一度や二度失敗しても挽回することができる、もう少し寛容で、懐の深い社会を目指す必要があるのではないだろうか。

高まる一方のストレス

もう一つ重要な要因と考えられるのは、現代人が高いストレスに、絶えず曝されていることである。はるかに医療水準や衛生水準が低く、住環境も劣悪で、外敵に対する安全性も十分確保されていない暮らしをしている採集狩猟民のストレス・ホルモン・レベルを調べると、安全で文化的な暮らしをしている先進国の住民の平均より、はるかに低いという結果が出ている。現代社会での暮らしは、見かけの安全性や快適性とは裏腹に、その住民に高いストレスを強いている。高い人口密度や激しい競争、強すぎる刺激、あふれる情報、それを支えるハイテクと巨大資本といったものは、われわれのストレス・レベルを押し上げるのに、一役買っている。

さらには、社会の格差や先行きの不安定性といったものが、それに拍車をかけている。資源の枯渇と限界を超えた地球環境の破綻に直面し、人類全体が、未来に懐疑的になっている。

我が国についてみれば、そのうえ、急速な高齢化と財政破綻、一流国からの転落という三本の十字架が加わる。未来に暗く不透明な見通ししかもてないとき、同じ苦しみも、より強いストレスとなる。いま我慢すれば、楽になるという期待があれば、苦しみに耐えることもできるが、どうやら、悪くなる一方らしいという見通ししかもてないと、苦痛は耐え難いものとなる。

希望が持てない社会

社会の急速な高齢化と将来に対する不安は、うつ病の増加に拍車をかける大きな要因となっている。人類社会が体験したことのない急激な少子高齢化時代に、日本社会は突入しつつある。

本来ピラミッド型である人口構成が、逆ピラミッド型になるという歪《いびつ》な事態が進行しているのである。少子高齢化は、就労世代の負担を増やすだけでなく、経済成長率を低下させる。所得は頭打ちか、下手をすると減ってしまう。公共サービスは低下するのに、税金などの負担は増えざるを得ない。社会が「上り坂」から「下り坂」に差し掛かり、その傾向は、これから二十年ほどは加速する一方だと考えられている。

さらにグローバリゼーションの荒波の中で、日本は、中国などの猛追を受け、戦後築いてきた技術的、経済的優位を年ごとに失いつつある。そのもっとも深刻な影響は、国内の労働需要の低下であり、少子化であるにもかかわらず、就職できない若者が急増するという事態である。賃金が年々上がることが当たり前だった状況と、仕事に就くことさえできない、就けても、いつ仕事がなくなるかわからないという状況の違いは、あまりにも大きい。

一方でストレスが高まり、一方で、それを支える社会の仕組みや絆は脆弱化している。個人は一溜まりもなく、潰されてしまう。われわれ日本人は、そうした状況におかれている。

本当の豊かさを経験できない子どもたち

ストレスに対する過敏さが、うつ病のリスクを左右する重要な因子であることは述べた。ストレスに対する過敏性が、ストレスを強く感じさせ、それが、さらにストレスを高めていくという悪循環を生じるのである。

ストレスに対する過敏性を左右するのは、一つは生まれつきもっている遺伝子であるが、もう一つ関与が大きいと考えられているのが、どのような子ども時代を過ごしたかということである。不遇な子ども時代の環境は、ストレスに対する過敏性を高める最大の要因なのである。遺伝的要因がにわかに変わらないとすれば、人々のストレスに対する過敏性を高める環境的要因として、子ども時代の変質が、逃しがたい候補として浮かび上がるのである。

子どもにとっての豊かさとは、物質的なものよりも、心理社会的な豊かさである。いかに共感的な環境で、バランスの取れた刺激を受けながら、そして、何よりも、子どもたちが明るい希望をもって、成長することができたかということによるところが大きい。果たして、この何十年か、子どもたちの生活は、本当の意味で豊かになったと言えるだろうか。受験戦争や習い事に追われ、母親の監視する視線にさらされ、子どもの本当の気持ちよりも、周囲の期待や思惑を押しつけられるということが、多くなっていないだろうか。のびのびと遊び、気持ちや体験を共有する機会は減るばかりで、見かけの豊かさとは逆に、気持ちの豊かさは置き去りにされていないだろうか。

そうしたプロセスが、もう半世紀も前から進んできているとしたら、いまの中高年以下の世代が、ストレスに対してより脆くなり、ストレスと付き合うスキルも衰えているとしても不思議はない。その結果、うつにもなりやすくなるという事態が起きていることは、十分考えられるのである。

益々子ども時代が、真の豊かさを欠いたものになれば、しらずしらず子どもたちはうつ病などのリスクを抱え込まされて、育てられることになる。

第二節　栄養と睡眠の変質

食生活にも原因はある

脂肪は、今日、健康の敵のような扱いを受けているが、実際には、健康維持のために必須の役割を果たしている。神経細胞を包む細胞膜は、脂肪でできているのである。脂肪が不足すると、神経細胞の新生ができなくなり、神経系はダメージから回復できずに、さまざまな病気にかかりやすくなる。

脂肪にも、さまざまな種類があるが、その多くは体内で合成可能である。ところが、人間の体内では合成することができず、食物から摂取することが、生存に不可欠なものがある。それが、必須脂肪酸で、オメガ3脂肪酸とオメガ6脂肪酸の二つのタイプに分けられる。

オメガ3脂肪酸は、植物の葉や藻類に豊富で、それを食べて育つ野生の獣や魚介類にも豊富である。それに対して、植物の種には、オメガ6脂肪酸が多く、穀物やそれを飼料にして育てた家畜にも、オメガ6脂肪酸が多く含まれる。そのため、穀物と肉食が主体の食事は、オメガ6脂肪酸を多く摂取することになる。

健康を維持するためには、この両者をバランスよく摂取することが重要なのだが、現代の食生活では、オメガ6脂肪酸を大量に摂取する一方、オメガ3脂肪酸は不足しがちになっている。

採集狩猟民は、両者をほぼ一対一の割合で摂取しているとされる。それに対して、平均的なアメリカ人の食事では、その比率は、十六対一にも偏っているという。アメリカナイズが進む日本でも、急速にそれに近づきつつあると考えられる。

野菜や魚を豊富にとっていた以前の日本人の食生活は、うつに抵抗力があった。実際、かつて、日本ではうつ病の頻度は、欧米に比べて低かった。これまで健康と長寿を謳歌できたのも、そうした食生活のお陰である。ところが、食生活の欧米化と共に、生活習慣病だけでなく、うつになりやすいリスクも受け入れてしまったのかもしれない。

オメガ3脂肪酸は、神経細胞の新生に必要なだけでなく、セロトニン系が正常に働くうえでも不可欠な働きをしている。逆に、オメガ6脂肪酸の過剰摂取は、神経細胞の新生にも、セロトニン系の働きにもマイナスである。オメガ6脂肪酸は、炎症反応を促進してしまうため、オメガ6脂肪酸の過剰摂取は、慢性的な炎症を助長しやすい。この炎症反応が、うつ病の発症に関わっている可能性も浮上してきている。また、うつ病だけでなく、アレルギーや糖尿病、動脈硬化、心臓病、メタボリック症候群などの現代病の一因ともなっている。

オーストラリア原住民のアボリジニが、かつての採集狩猟生活を捨て、欧米型の食生活を採り入れた途端に、糖尿病やメタボリック症候群にかかってしまった。栄養学者たちの提案に従って、六週間だけ、森での生活に戻ったところ、糖尿病をはじめ、健康状態が著しく改善していた。血液を調べてみると、オメガ3脂肪酸が顕著に増え、オメガ6脂肪酸が減っていたのである。

夜型の生活と短い睡眠時間

睡眠不足が続くと、どんな人もうつ病に似た症状を呈してくる。意欲や根気、集中力が低下し、周囲への関心や楽しさや歓びといった感情もなくなり、少し不快なことも、ひどく苦痛で、いらだたしく感じる。じっとしていられないような焦燥感や体の違和感を覚えることもある。

うつ病の人では、徐波睡眠と呼ばれる深い睡眠が減少し、REM睡眠と呼ばれる、夢を見る浅い眠りが増加する。徐波睡眠が減少すると、疲労が蓄積しやすくなり、意欲や気分の低下が助長される。それが続けば、神経新生が抑えられ、神経細胞がダメージから回復できなくなる。

睡眠時間を切り詰め、質の悪い睡眠しかとっていない現代人が、さらに強いストレスに曝されればうつ病を発症してしまったとしても、不思議はない。

就寝時間が遅くなり、起床が遅くなると、その分、実質的な昼間の時間が短くなる。それは太陽光に触れる時間が短くなる状態、つまり冬になったのと同じことである。遅く寝て、遅く起きる生活をすることは、一年中冬である状況を脳内に作ってしまうと考えられる。季節性（冬季）うつ病になりやすい素因をもった人は無論のこと、日が短くなると、それ以外の多くの人でも気分の沈滞がみられることが知られており、そうした生活を続けることは、うつ状態を生み出しやすくなる。こうしたことから、いわゆる夜型の生活は、うつの温床になると考えられる。

現代人の睡眠は、質量共に劣悪化している。現代人は、短く、質の悪い睡眠で、過酷なストレスに耐えているのである。暗くなると眠り、日の出と共に起きる採集狩猟民は、平均十時間の睡眠を取るという。一九世紀までは、人々は九時間たっぷり眠っていた。ところが、現代人は、七時間の睡眠を確保するのもやっとの状況だ。ビジネスマンたちは、日々五、六時間の睡眠で、仕事に駆り立てられている。眠気を覚ますために、大量のカフェインなどの中枢刺激剤に、慢性的に依存している人も多い。日本における調査でも、日本人の平均的な睡眠時間は、この二十年だけでも、一時間以上短くなっている。

第八章 気分障害からの回復

第一部　うつ病の治療と回復

焦らず、十分な休養をとること

うつ病から回復するうえで、まず重要なことは、焦らずに十分な休養期間をとることである。

新渡戸稲造は、三十五歳のときに、うつになり、黒板に文字を書くことすら満足にできなくなってしまった。そのとき、札幌農学校の教授をはじめ要職をいくつも抱えていたが、そのすべてを辞して、二年余りの療養生活を送った。社会学者のマックス・ウェーバーは、三十三歳の時に、うつになり、それから回復まで七年にわたる闘病生活を経験した。満足な薬物療法もなかった時代であったが、二人は完全に回復し、病気になる以前にも増して、華々しい活躍をするのである。

ただし、二人とも、病気になる前と後とでは、ライフスタイルを大きく変えている。また、二人の回復について共通して言えることは、十分な療養期間をもつことができたことと、元の仕事にしがみつかなかったこと、家族の愛情深い支えに恵まれたことである。

ウェーバーと、新渡戸を比べた場合の大きな違いは、ウェーバーの方が、現職を続けようと、発症してから二年間も頑張り続けたことである。二年間の休職の後に、前職への復帰を試みているが、結局、それはうまくいかず、辞職することになった。その分だけ、余分に回復に時間を要したとも言える。一方、新渡戸は、医師から、「長引きそうだ」との診断を受けると、ただちに、すべての職を退いて、完全な療養生活に入っている。その思いっきりのよさが、早い回復をもたらしたと言えるかもしれない。

この二人の例を挙げたのは、薬物療法が発達した今日においても、ある程度症状の進んだうつ病になると、回復には、年単位の時間がかかり、周囲の事情を優先して、無理をすればするほど、結局回復に長期間を要することが多いからである。思い切って、早めにたっぷり休養することこそが、むしろ時間の節約になるのである。「早くよくならねば」と焦るより、「長引きそうだ」と腹をくくってのんびりした方が早く回復するということが、現実に多いのである。また、ゆっくりすることで、これまでのライフスタイルを見直し、ピンチをチャンスに変えることも多い。

第一節　薬物療法

三分の一は、回復に手間取る

抗うつ薬の種類にはあまり関係なく、三分の二の患者は、抗うつ薬に反応して、八週間以内に改善を示すとされてきた。しかし、三分の一のケースでは、良好な反応が見られない。だが、長く信じられてきたこの数字さえも、現実とは大きなズレがあると、近年考えられるようになっている。

抗うつ薬の効果を調べる臨床試験では、合併症のある患者や重症で自殺未遂を繰り返している患者や治療抵抗性の患者は、試験の対象から除外されるのが通例である。高齢者ほど、合併症を抱えたケースが多くなるため、対象の年齢層も若くなる傾向がある。軽症で、回復が比較的よい患者が、対象に選ばれているのである。現実の臨床では、そうはいかない。

実際、現実の診療と同じセッティングで行われた臨床試験の結果は、かなり厳しいもので、最初に投与された抗うつ薬で寛解《かんかい》（治療したわけではないが、症状が消えて回復すること）に至ったのは、二〇～三五％に止まり、効果がなければ、三カ月ごとに抗うつ薬を切り替え、四種類の抗うつ薬を試して、一年後に寛解に至ったケースが、ようやく三分の二であった。

十分な量の抗うつ薬を、十分な期間（六～八週間）投与したにもかかわらず効果が得られないときには、他の薬剤にスイッチすることが必要になる。他の薬剤を追加するよりも、種類を変更することの方が、患者の負担を減らし、メリットが多い。ただ、大うつ病だけをとってみても、単剤投与だけでは、十分効果が得られない症例がかなりある。

「門外不出」のデータ

コネティカット大学のアービン・キルシュ臨床研究員は、最近驚くべき調査結果を公表した。キルシュは、ＦＤＡ（食品医薬品局）が保管する抗うつ薬の臨床試験データの公開請求をし、その精査を行った。十三年間にわたる臨床試験データを調べた結果、五六％の研究で、代表的な六種類の抗うつ薬について、服用した場合の改善率が、プラセボ（偽薬）を服用していた場合の改善率と差がないことがわかったというのである。こうしたデータは、これまで公表されてこなかった。

もちろん、残りの四四％の研究で、有意な差を認めたから、抗うつ薬はＦＤＡから認可を受けているわけであるが、抗うつ薬の有効性自体は揺るがないとしても、その程度や評価は、信じられているほど明白なものではないということである。「差」がなかったということは、抗うつ薬が「効かない」というよりも、「偽薬」で効果があったケースが多かったということでもある。ことに軽症のケースでは、「偽薬」がよく効いたのである。

キルシュはデータを解析した結果、改善効果の八〇%は、プラセボ効果による心理的効果であると結論づけている。うつの症状を五十点満点で評価したとき、抗うつ薬による改善効果は、およそ十点であったが、薬理的な効果による部分は、そのうちの、わずか二点だというのである。

ただし、症状の重いケースでは、抗うつ薬はプラセボよりも効果を発揮した。十分に改善したとはいえないとしても、統計的に有意な改善効果が認められたのである。

キルシュの報告の受け止め方はさまざまだろうが、われわれが当然のこととみなしていることを、もう一度考え直すきっかけにはなるだろう。少なくとも、薬物療法は、多くの人が期待しているほど、簡単に効果が得られるものではないのである。最大限の効果を引き出すためには、薬剤の選択や用量について試行錯誤が必要であるし、そこには限界もあるのだ。根気よく治療を続けて寛解に至るためにも、抗うつ薬を飲めば、それですぐによくなるというものではないことを頭に入れておく必要がある。

また、ことに軽症例では、プラセボでも抗うつ薬に匹敵する改善効果が得られるということは、心理的なファクターの重要性を間接的に示しており、うつ病の治療に関しては、心理社会的なケアが重要だと言えるだろう。

もう一つの危険な「副作用」

もう一つ、抗うつ薬の「効果」について、関係者を戸惑わせ、混乱を生じさせている事実は、うつを改善し、自殺を防ぐはずの抗うつ薬が、逆に自殺のリスクを高めてしまう危険があるということである。ことに児童や青年では、そのリスクが高い。その危険率は、プラセボを服用していた場合の、約二倍になる。薬を服用し始めてから三、四週間が、特に危険とされる。

自殺の危険が、最初に取り沙汰されたのはSSRIで、そのため、未成年者のうつ状態に対するSSRIの投与は、原則禁忌となっている。その後、それ以外の多くの抗うつ薬でも、自殺傾向を助長する場合があることが明らかとなって、ことに児童での使用には、慎重を要するとされる。

抗うつ薬は、二十六歳から六十四歳の年齢層では、もっとも安全に、もっともメリットを多く使うことができるが、それ以上年齢が下がっても、上がっても、リスクが増え、効果が得にくくなる。リスクに対する効果の期待値が最も低いのが、十二歳以下の子どもであり、児童のケースでは、自殺の危険がかえって上がってしまう。そのため、治療者はしばしば強いジレンマに陥る。落ち込んで、学校にも行けない状態を改善したいと思うが、万一のリスクを考えると、抗うつ薬が処方しづらいのである。それでも、信念をもって処方を行う医師もいるが、万一の場合には、たとえその処方が直接の原因でなかったとしても、過失を疑われたり、自責の念を抱えることになる。

こうした副作用も勘案すると、ハイリスクの年齢層で、抗うつ薬に代わる治療法が切実に求められている。

改善しやすい症状と、しにくい症状がある

ある程度改善しても、寛解に至らないのは、一部の症状はよくなるものの、残りやすい症状があるためでもある。抑うつ気分、自殺念慮、精神運動障害（動作や頭の回転がゆっくりになること）は、抗うつ薬の治療によって改善しやすいが、睡眠障害や体のだるさや痛みなどの身体的不定愁訴、集中力や興味、意欲の減退は、改善しにくい。

抑うつ気分は改善し、安定を取り戻したものの、興味や意欲、歓び、熱意、自信といった正の感情がなかなか回復せず、「醒めた回復」と呼ばれる状態が見られることもある。

診断基準にはないが、うつ状態に伴いやすく、なかなか取れにくい症状の一つとして、身体的な痛みがある。痛みは、主にノルアドレナリン系、一部セロトニン系によって制御されているため、SNRIやカルシウム・チャンネル$\alpha 2\delta$サブユニットに結合して、伝達物質の放出を抑えるギャバペンチンなどが有効である。

眠気もうつに多い症状である。薬の副作用と見まがいやすいが、うつ病自体が眠気を伴うことがある。改善には、ドーパミン系、ノルアドレナリン系、ヒスタミン系を賦活することが必要で、モンダフィニルやアリピプラゾールの投与、抗ヒスタミン薬や抗コリン剤の中止を試みるとよい。

不安もうつに伴いやすい症状である。セロトニン系とGABA系が関与しているので、SSRIやSNRIの単剤投与か、それに加えて、GABAの作動薬であるベンゾジアゼピン系抗不安薬やミルタザピン、非定型抗精神病薬の少量の投与が有効である。

血管調節障害は、更年期以降の女性に多く見られる症状で、SNRIが有効である。

性的機能不全も、うつに多いものである。ドーパミン系が関係し、ブプロピオンやミルタザピン、トラゾドンなどが有効で、無効の場合には、SSRIやSNRIの中止あるいは減量も検討すべきだろう。

抗うつ薬は、少し遅れて効き始める

現在使われている抗うつ薬の効果の大部分は、先に述べたようにモノアミン系の伝達物質のシナプス間隙や樹状突起での濃度を高め、その作用を増強することによる。抗うつ薬を投与すると、数時間後には、もうシナプス間隙での伝達物質の濃度は上昇している。ところが、実際に、抗うつ薬が効き始めるのは、三、四日たってからである。この時間差が生じるのは、先に出てきた自己受容体によるブレーキがかかっているためと考えられる。伝達物質は、軸索の先端のシナプス間隙に放出されるだけでなく、細胞体やその周囲に伸びた樹状突起からも放出される。そして、そこには自己受容体が沢山存在していて、伝達物質の放出が行き過ぎないように、ブレーキをかける役割を果たしている。

ところが、抗うつ薬を投与され、伝達物質の濃度上昇が続くと、自己受容体のダウン・レギュレーションが起きる。その結果、自己受容体によるブレーキが弱まり、伝達物質の放出が加速し、シナプスの向こう側（後シナプス）にある受容体に、たっぷりと伝達物質が届くようになる。それにより、伝達物質の渇望状態によりアップ・レギュレーションを起こしていた受容体が、ダウン・レギュレーションを起こし、正常な状態に戻っていく。

さらには、神経新生により、ダメージを受けていた神経細胞が、樹状突起を増やして、適応に役立つ伝達を活発にしていく。縮んでいた神経細胞の体積も回復し、機能が元に戻っていく。

受容体がダウン・レギュレーションを起こすのには、ある程度の日数がかかるため、抗うつ薬はすぐには効かないのである。さらに、神経新生には、長いスパンの時間を要する。

逆に、効果のあった薬が、効かなくなってくることも起こり得る。耐性という現象である。たとえば、伝達物質を増やす薬剤を投与し続けていると、それに逆らうように受容体の数自体が減ってしまい、薬の効果は打ち消されてしまう。生体とは不思議なもので、ある方向の作用を外から加えると、それを打ち消そうとする向きの反作用が生じ、外力を無効化しようとする。それによって、生体の均衡が大きく変動することを防いでいる。薬が、理論通りに効かないのも、大抵生体の均衡を保とうとする力が働くことによる。

こうした生体の特性が、薬の効果を打ち消してしまいがちなうえに、飲み忘れや副作用の問題があって、実質的に投与される薬が少なすぎる過少治療の状況が生じやすい。抗うつ薬やSSRIで治療されているケースの四分の一しか、十分な量の抗うつ薬が投与されていないという報告もある。結局、得られるはずの改善効果も得られにくいのである。

薬の作用点を知ると、効き方がわかる

抗うつ薬には、それぞれ効果を発揮するための作用機序がある。多くの抗うつ薬は、一つだけでなく、複数の作用点を併せ持っている。代表的な種類の作用機序とよく使われる薬品名を以下にまとめてあるので、参考にしていただきたい。

①SSRI

セロトニンの再吸収を行うセロトニン・トランスポーターを選択的に阻害することで、樹状突起でのセロトニンの濃度を上げ、この領域に多く存在するセロトニン自己受容体のダウン・

レギュレーションを起こす。その結果、ブレーキが外され、セロトニンの放出が促進される。

副作用としては、吐き気、食欲低下などの消化器症状が服用初期に現れやすい。それ以外には、眠気や性欲への影響もみられやすい。まれに、攻撃性や興奮が出現することがある。重篤な副作用として、高熱や発汗、焦燥感などを示すセロトニン症候群がある。急に中止すると、めまい、頭痛、気分不良などの離脱症状を生じるため、段階的に減量する必要がある。

本邦で認可されているものとしては、フルボキサミン、パロキセチン、セルトラリンがある。フルボキサミンは、不安障害や強迫性障害、摂食障害にも効果がある。パロキセチンは、パニック障害や強迫性障害にも効果がある。セルトラリンは、ドーパミン再取り込み阻害作用を軽度有し、意欲を高める効果が強いが、不眠などの副作用がある。

SSRIは、従来型の抗うつ薬に比べて副作用が少なく、万一大量服薬した場合にも致命的になる危険が低いため、安全性の面で優れている。しかし、抗うつ効果は、三環系の抗うつ薬に比べてやや劣る。ことに、年齢が高い男性では、改善効果が得られにくい。そのため、三環系抗うつ薬などの使用が必要なケースも少なくない。

慢性うつ病の治療では、閉経までの女性はSSRIに反応しやすく、男性は三環系抗うつ薬に反応しやすい。

②SNRI（セロトニン・ノルアドレナリン再取り込み阻害薬）

セロトニン・トランスポーター（SERT）とともに、ノルアドレナリン・トランスポーター（NET）を阻害し、再吸収を抑えることで、セロトニンとノルアドレナリンの働きを強める。ノルアドレナリン・トランスポーターは、ドーパミンの再取り込みも行っているため、ノルアドレナリン・トランスポーターを阻害すると、ノルアドレナリンだけでなく、ドーパミンの作用も増強される。ことに、前頭前野では、ドーパミン・トランスポーターがわずかしか存在しないため、前頭前野でのドーパミン・レベルが上昇する。

副作用としては、SSRIで見られるもの以外に、副交感神経を抑制することによる便秘や口の渇き、排尿困難、かすみ目、ノルアドレナリン系が活発になることによる頻脈などが多い。

日本では、ミルナシプランとデュロキセチンが認可されている。

③三環系抗うつ薬

セロトニン・トランスポーター、ノルアドレナリン・トランスポーターの阻害作用が強力であるが、副作用として、副交感神経遮断作用（抗コリン作用ともいう）が強いため、便秘や口の渇き、かすみ目、眠気が強く出やすい。また、ヒスタミンH1受容体の遮断作用も強く、不安が軽減される反面、日中の眠気や体重増加が起きやすい。アミトリプチリン、イミプラミン、クロミプラミンなどがある。

アミトリプチリンは、不安や焦燥感を抑える作用が強く、クロミプラミンは、意欲を高める効果が強い。イミプラミンは、その中間的な作用を有する。

④四環系抗うつ薬

三環系抗うつ薬を改造して作られたもので、抗コリン作用などの副作用が軽度であるが、作用も弱い傾向が見られる。ミアンセリン、マプロチリンなどがある。

⑤NaSSA（ノルアドレナリン作動性・特異的セロトニン作動性抗うつ薬）

四環系抗うつ薬の一つで、ノルアドレナリンα2受容体遮断作用と、セロトニン2Aとセロトニン2C受容体の遮断作用を有する。

ノルアドレナリンα2受容体は、ノルアドレナリン神経細胞の自己受容体でもあり、この自己受容体をブロックして働かなくしてしまうと、ブレーキが外れた状態になって、ノルアドレナリンの放出が促進される。

セロトニン2A、2C遮断により前頭前野でのノルアドレナリン、ドーパミンの放出を増やす。また、セロトニン1A受容体へのセロトニンの結合が相対的に増える。

つまり、ノルアドレナリン、セロトニン、ドーパミンすべての作用を増強すると考えられる。

日本で使われているものとしては、ミルタザピンがある。

副作用としては、眠気、口の渇き、倦怠感、便秘がある。吐き気や性機能障害は少ない。

⑥スルピリド、非定型抗精神病薬

スルピリドは、もともと胃潰瘍の薬として開発されたが、その後、抗うつ作用があることがわかった。弱いドーパミンD2遮断作用をもち、考えすぎたり、神経過敏になったりする傾向を緩和し、意欲を高める。SSRIの登場で、使われる機会が減ったが、意欲や食欲低下の著しいうつ、ことに高齢者のケースでは、有用性が高い。生理の遅れや乳汁分泌の副作用のために、若い女性には使いにくい。

非定型抗精神病薬は、しばしばうつ状態の改善に有効であるが、その場合、双極性障害が存在する可能性を、再検討する必要がある。

⑦漢方薬

うつには、しばしば漢方薬が有効である。西洋薬が合わない場合は、試してみる価値がある。イライラや不眠の強いタイプで、体力のない人には、桂枝《ケイシ》加竜骨牡《カリユウコツボ》蛎湯《レイトウ》が、体力のある人には、柴胡《サイコ》加竜骨牡《カリユウコツボ》蛎湯《レイトウ》が合いやすい。また、疲労感が強いタイプには、酸棗仁湯《サンソウニントウ》などが奏功することもある。

単剤投与では限界があることも多い

抗うつ薬による治療も一種類の薬剤による治療が理想であるが、現実には、単剤治療では、十分な改善を得られないケースが少なくない。実際に治療を求めてくる人は、初めて受診する人よりも、なかなか回復がはかばかしくなく長引いている人が多いわけで、複数の抗うつ薬や作用増強剤を組み合わせることが必要なケースも少なくない。

皮肉なことに、日本では最近単剤投与ということがやかましく言われるようになったが、欧米では、近年、複数の薬剤を併用する多剤投与の必要性を見直す動きがみられる。ただ、闇雲な多剤併用ではなく、薬物の作用メカニズムに基づいた戦略的な併用療法が行われている。抗うつ薬などとの主な組み合わせ方には次のようなものがある。

①リチウム・コンボ　炭酸リチウムを加えた増強療法。

②甲状腺コンボ　甲状腺ホルモン剤を加えた増強療法。

③セロトニン1A受容体コンボ　セロトニン1A部分作動薬タンドスピロンを加える。

④セロトニン2A受容体コンボ　セロトニン2A遮断薬を加える。セロトニン神経細胞の興奮を一旦抑えて休ませるとともに、前頭前野でのドーパミン、ノルアドレナリンの放出を増やして意欲や認知機能の改善が期待できる。

⑤ドーパミン系コンボ　ドーパミン系の増強をはかることで、正の感情を増加させる。意欲や関心、歓びなどの回復がはかばかしくない場合に用いられる。SNRIなどに、ドーパミン受容体に作動性をもつ、セルトラリン、アリピプラゾールなどを組み合わせる。

だるさや意欲、集中力低下などを改善するとともに、目覚めがよくなり、朝が起きやすくなる。ただし、逆に早朝覚醒などが起きやすいのが難点で、その場合は、睡眠薬を併用する必要がある。

「特効的」な組み合わせ

作用メカニズムから「特効的」な組み合わせとして知られるコンビネーションもある。これらの組み合わせは、いずれも、セロトニン、ノルアドレナリン、ドーパミンの三つのモノアミン系伝達物質をすべて増強する。単剤治療や他の増強療法でも十分な改善が得られない場合、試してみる価値がある。

①トリプルアクション・コンボ　SSRI＋NDRI または SNRI＋NDRI

NDRIとは、ノルエピネフリン・ドーパミン再取り込み阻害薬のことで、ブプロピオンがあるが、日本では未承認で現在治験中である。三つのトランスポーターの働きを抑えることで、三つのモノアミン系伝達物質の働きの増強をはかる。

②「カリフォルニア・ロケット燃料」　SNRI＋ミルタザピン

強力なブースティング効果が期待できる組み合わせである。ミルタザピンのノルアドレナリンα2受容体遮断作用によりノルアドレナリンとセロトニンの放出のブレーキを外すとともに、

SNRIにより、ノルアドレナリンとセロトニンの再取り込みを阻害することで、その効果を増強する。ミルタザピンは、前頭前野でのノルアドレナリン、ドーパミンの放出も増やす。

第二節　薬物療法以外の治療法

軽症のケースでは、薬物療法以外の治療法が、しばしば有効である。一方、長期にわたって症状が持続している慢性うつ病においては、一つの治療法だけでなく、薬物療法と対人関係療法（ＩＴＰ）や認知行動療法などを組み合わせることが推奨されている。

否定的な認知や堂々巡りを止める

うつになると、うまくいかなかったことや考えても仕方がないことを、延々と考えてしまいやすい。また、ネガティブな考えに囚われたり、同じ失敗をくよくよ考え続けてしまう人は、うつになりやすい。何事も悪く考えてしまう否定的な認知や出口のない堂々巡りの思考は、うつの人を余計落ち込ませ、回復を妨げてしまう。

うつを防いだり、うつから回復を遂げたりするうえで、否定的な認知や堂々巡りの思考を止めることが、とても大切な鍵を握る。

一九六〇年代初頭、アーロン・ベックという名の若手精神科医は、当時全盛だったフロイト流の精神分析に疑問を抱く。フロイトによれば、うつは、幼い頃の外傷的な記憶が抑圧されることに原因があるとされた。だが、うつ病の人が、必ずしも、そうした外傷的な体験をもつわけではなかった。それよりも、彼の注意を惹いたのは、患者たちが、否定的な考えに耽り続け、現実をひどく悲観的に曲解して受け止めていることだった。そのため、ごく些細なきっかけでも、どんどん悪い方向に考えが膨らんでいき、絶望的な結論に至ってしまう。そのことを、患者たちは、まったく自覚していなかった。

そこで、ベックは、患者たちに、まず思考内容を書き留めさせた。それを、患者と共に、物事の受け止め方という観点から吟味する治療を始めたのである。それが、認知療法である。「きっかけとなった出来事」「それに対する感情や行動の反応」「その出来事をどう受け止めたのか」「他の受け止め方はなかったのか」「結局、どうなったか」といった項目について記録し、治療者と吟味する方法が、一般的である。

ベックも気づいたように、否定的な認知を脱する第一歩は、それを自覚することである。ところが、否定的な認知に囚われた多くの人は、自分が否定的な認知の落とし穴にはまっていることに、なかなか気づかない。自分はそういうものだ、それは変えられない仕方のないものだと、あまりにも無力に受け入れてしまっている。それは、あたかも、落とし穴に落ちて、そこから脱出する代わりに、そこに住み着いてしまっているようなものである。そこから出ようとする勇気と決心があれば、脱出できるのである。

落とし穴は、自分が思っているほど、深くもない。深い谷間のように感じられていても、そこから脱出してみると、膝ほどの深さだったことに気づく。

うつ病に対する有効な治療法として、認知療法は広く採り入れられている。治療を開始した三、四割の患者が完全寛解し、完全な寛解に至らなくても、さらに二、三割の患者で改善効果が見られる。その数字は、ほぼ薬物療法の効果と同等だとされる。認知療法の利点は、副作用に悩まされる心配がないこと、三、四カ月という期間で、一通りの治療を終了することができること、治療終了後も、改善効果が長く持続しやすいことが挙げられる。薬物療法と併用することで、その効果を高めることも期待できる。

認知療法に、行動療法も組み合わせる

ベックが創始した認知療法と、恐怖症や強迫性障害の治療として行われていた行動療法を組み合わせて誕生したのが認知行動療法である。うつ病の認知行動療法では、認知療法と同じように記録を取り、それを治療者と振り返りながら、「否定的自動思考」や不適切な推論である「論理的誤謬《ごびゅう》」を同定し、悪いパターンを自覚させていく。悪いパターンに名前をつけ、距離

を取って、操作しやすいようにすることもある。たとえば、どうせ自分には無理だと、悲観的な結論を先に出してしまう傾向があるとすると、「『どうせ無理だ』病」といった具合にである。そして、本当に、その結論が適切なのかを吟味し、実際には、かなり困難なことも、やり遂げてきていることを本人に自覚させ、自分の否定的な認知に気づかせる。

認知的に扱うだけでなく、さまざまな実践的トレーニングを組み合わせるのが、認知行動療法の特徴であり、たとえば、課題を実際に行わせて、実行機能や認知機能の問題を見つけ出し、改善をはかったり、認知的リハーサルといって、苦手な場面をリハーサルし、うまくできると評価して、自信を強化したりする。ロールプレイや自律訓練法も、認知行動療法の一つである。本人の必要性に応じて、さまざまな技法をいくつか組み合わせ、治療プログラムを進めていく。うつの症状だけでなく、社会的スキルやストレス・コーピングといったことに対しても、改善をはかることができ、それによって、うつの再発を防ぐことにもつながる。

薬物療法に比べて、時間と手間がかかり、治療者側の負担が大きく、現在の保険点数では、経営的に成り立ちにくいという問題があり、普及を阻んでいる。

対人関係療法(ＩＴＰ)

うつ病治療に有効な精神療法の一つで、一九七〇年代にクラーマンやワイスマンらによって開発された。認知療法や認知行動療法と並ぶ、有効な精神療法として知られている。対人関係療法では、うつ病も対人関係の中で生じる障害として捉え、対人関係での囚われや葛藤に焦点を絞り、それが身についた対人関係パターンから生じていることをあぶり出し、修正や再構築をはかっていく。マニュアル化されていて、それに従って進めていくことができる。

行動を変えると、考えや気分も変わる

勿論、認知療法や対人関係療法は、夢の治療法ではない。途中で脱落する人やなかなか改善が得られない場合もある。

認知療法では、記録をつけることが必要だが、意欲や根気がないため、なかなか続かなかったり、文章を書くことや振り返ることが苦手で、うまく進まない場合もある。

そうした場合にも適用できる方法として、最近注目されているのが、行動を変えることで、間接的に、気分や考え方を変えようとするアプローチである。面白いことに、思考や感情は、行動と密接につながっていて、思考や感情を直接変えなくても、行動を変えることで、変化させることができるのである。考えを変えさせようとしなくても、もっと楽しく、役に立つ活動に取り組ませることで、いつの間にか、考えが前向きになったり、気分がよくなったりする。

思考や感情を変化させるには、高度な技術とインテンシブな取り組みが必要だが、行動するこ

とは、目標の設定さえ適切であれば、比較的単純な指導と少しの努力により達成できる。

ワシントン大学のニール・ヤコブソンらが取り組んでいる行動活性化療法も、そうした方法の一つである。行動活性化療法では、否定的な堂々巡りの考えを止めるように指導したりはしないが、もっとやり甲斐のある活動へ関心を導き、それに取り組むことで、結果的に、否定的な思考を減らしていく。

重症のうつ状態の患者に対して、行動活性化療法、認知療法、薬物療法を行い、治療効果を比較したところ、行動活性化療法では、五六％の人が改善したのに対して、認知療法では、三六％、薬物療法では、二三％の人しか改善しなかったという。まだ、本格的な効果の検証はこれからであるが、有望な治療法だと言えるだろう。

ただ、誤解のないように言えば、この治療法は、周囲が「楽しい」と思うことを、本人に半ば押しつけでやらせるのではない。うつ状態の患者は、周囲が「楽しい」と感じるようなことは、しばしばひどく苦痛に感じる。たとえそのとき、一見楽しめたとしても、残っていたわずかなエネルギーを使い果たし、後で状態が悪化することもある。うつ状態の人は、健康な人の何倍も疲れやすいのである。

治療の仕組みや目的をよく説明したうえで、本人が、回復したいという動機付けをしっかりもって、できるだけ主体的に取り組むことが大事である。無理やりやらされるのでは、逆効果になりかねない。そのうえで、取り組みたい活動を、幅広い選択肢の中から選ぶ。何がいいかは、本人の関心や状況によって、さまざまであり、ある人に、効果的だったからといって、別の人にも効果があるとは限らない。行動活性化療法とて、誰にでも有効なわけではない。三五～四〇％のケースには、無効であったという。

電気けいれん療法（ECT）

電気けいれん療法は、前頭部に直流電流を通電し、人工的にけいれん発作を誘発する治療法である。最初、統合失調症の治療に使われていたが、その後、うつ病にもっと効果があることがわかり、薬物療法が効かない症例などで用いられている。現在では、静脈麻酔剤と筋弛緩剤を用いた修正ＥＣＴが主流で、患者の苦痛や恐怖感を取り除き、けいれんによる外傷の危険も避けることができる。電気けいれん療法は、通常、週三回の割合で、十～十二回行われる。即効性があるのが一つの大きなメリットであり、週三回、十回の施行で、約三分の二が寛解する。

ただ、電気けいれん療法の問題点は、再発しやすいことである。六カ月以内に、半分がぶり返し、一年間再発しなかったケースは、わずか二割であったとの報告もある。もう一つの問題点は、施行後数日間続く、かなり強い記憶障害である。その前後に起きたことを、患者は覚えていない。ＥＣＴを何度も繰り返すと、脳の萎縮や記憶力、ＩＱの低下を来すという報告もある。

しかし、症例によっては、この方法しか効果がないという場合もあり、選択肢の一つである。

第二部　双極性障害の治療

重要性を増す薬物療法

うつ病の場合、症状の重いものほど、薬物療法は不可欠だが、軽症のものでは、必ずしも薬物療法は必要ではない。他の治療法で十分改善を期待することができる。薬を飲むことよりも、環境やストレスの調整の方が、より重要な場合も多い。

ところが、双極性障害となると、事情は違ってくる。治療の中心は薬物療法であり、それ以外の方法の有効性は、補助的なものに止まる。もちろん、ライフスタイルや考え方を変えたり、ストレスを調整したりすることも、それによって治癒するわけではないが、再発を防ぐうえでは、非常に重要である。

双極性障害は、うつ病以上に高い自殺率を示す。アメリカ精神保健機関の統計では、治療を受けていない患者の一〇~二〇%が、自殺を遂げるとされる。きちんと治療を受けることにより、その危険を大幅に減らすことができる。双極性障害の治療法のうち、もっとも自殺を予防する効果が高いと認められている治療法は、気分安定化薬リチウムの投与である。

現在急速に使用が広がっている気分安定化薬や非定型抗精神病薬により、自殺の危険が低下することが期待されている。

ライフスタイルの見直しも大事

大うつ病エピソードや躁病（軽躁）エピソードを伴う双極性I型障害やII型障害では、薬物療法が不可欠である。だが、双極性障害の概念は、以前に比べてかなり広がり、ソフト・バイポーラーと呼ばれる、比較的軽症で、生活の支障も比較的小さなものも、双極性障害として扱われるようになっている。そうしたケースでは、必ずしも薬物療法が必要なわけではなく、自分の傾向を自覚し、ライフスタイルの見直しや適切な対処を行うことで、マイナスの影響を防ぎ、人生の質を高めることができる。

双極性障害の人に見られやすいライフスタイルの問題は、調子のいいときに、どんどん頑張りすぎてしまうことである。責任感や義務感が強く、手が抜けず、自分自身に高い水準を求めてしまう人が多く、完璧にやりこなすか、まったくできないかの両極端になりやすい。日頃から、五十点で満足するのを心がけることが大切である。

双極性障害の人では、親密な関係を持ち始めると、どんどん関わりがエスカレートし、気分が高ぶったり、睡眠時間が短くなったりして、状態が不安定になりやすい。みだりに友だち付き合いを増やしたり、職場の人間関係を濃密にすることを避けて、あっさりとした対人関係を心がけることが、安定につながることも多い。ほどよく「自閉」した方が、心の安定という点では、プラスなのである。何もかもわかってくれている信頼できる少数の人との関係を大切にし、あとは交際を広げたり、深入りしたりしないというのが、人生が波瀾万丈になりすぎることを防ぐだろう。

双極性障害の人は、気分反応性が高く、周囲からの刺激に左右されやすい。その意味で、適量の刺激が安定的に与えられることが、心や生活の安定にもつながりやすい。ある程度しっかりした枠組みで、生活が律せられている方が、リズムが保たれるのだ。その意味で、まったくストレスや拘束のない自由すぎる生活より、適度な縛りのある生活の方が安定しやすい。

職業選択についても、同じことが当てはまり、得られる報酬に変動が大きい職種は避けるのが無難である。成功報酬により一攫千金を狙うような仕事よりも、多少地味でも、安定した収入が保証される仕事が、心の安定にも寄与する。ギャンブル的色彩の強い仕事や投資は、極力避けるべきである。一時成功しても、必ず失敗する。

安定した睡眠時間をとることも重要である。躁であれ、うつであれ、まず睡眠に支障が現れ始め、それが蓄積するうちに、症状が広がっていく。逆に言えば、睡眠をしっかり安定させることが、病状や生活の安定にもつながる。調子がいいときに、つい遅くまで起きているということにならないように注意してほしい。

しかし起きにくい時期も、だらだら眠ってしまわないように、努力して起きることが大事である。どんなに遅くとも午前中のうちに起きるようにする。眠ってしまう場合も、一旦起きて、できるだけ布団では寝ずに、ソファなどでうたた寝するなどの仮眠に止めておく。午前中寝てしまう場合も、カーテンを開け、部屋はできるだけ明るくし、陽の光が降り注ぐようにしておく。夜にテレビやパソコンなどの画面を長時間見たり、運動したりすることは避ける。

ラピッドサイクラー化、難治化を防ぐ

気分障害は、他の慢性疾患と同様に、「進行性」の疾患だと考えられている。無治療で放置したり、適切な治療が受けられなかったりすると、病状は次第に進行することになる。最初のうち、うつ状態になっても、二、三カ月で自然に治るということを繰り返しているうちに、段々と症状の回復が鈍くなり、症状の程度もきつくなっていき、さらに、途中から軽躁も混じるようになり、最後には、難治性に陥っていくという経過も珍しくない。また、よくなったと思っているときには、実際には軽躁になっていて、うつと軽躁を繰り返しているという場合もある。それをそのまま放置していると、躁とうつが混じり合った混合状態が出現したり、軽躁

とうつの周期が目まぐるしいラピッドサイクラーになっていき、治りも悪くなる。

また、不適切な抗うつ薬の使用が、双極性障害の波を強め、ラピッドサイクラー化を引き起こし、難治性にしてしまうこともある。

したがって、気分障害から速やかに回復し、再発を防ぎ、難治化させないためにも、早期に適切な手当てをすることが重要になる。

広く使われるようになった気分安定化薬

気分安定化薬は、気分の波を小さくし、安定させる薬剤のことである。元々は躁状態の治療や予防のために使われていたものであるが、その後、うつの治療や予防にも役立つことがわかり、また、うつ病と思われていたものにも、双極性障害が潜在しているケースが少なくないことがわかってきて、非常に幅広く使われるようになっている。その代表が炭酸リチウムであり、バルプロ酸ナトリウムやカルバマゼピンなどの抗てんかん薬も、最近では、気分安定化薬として頻用される。薬の効能に、抗てんかん薬と書いてあるのを見て、自分はてんかんではないのに、なぜ抗てんかん薬を処方されているのだろうと疑問に思われる場合もある。気分安定化薬は、気分の波だけでなく、衝動性や短気、イライラなどの改善にも効果が期待できる。

炭酸リチウムは細胞内シグナル伝達系を調整している

炭酸リチウムは、かつては気分安定化薬の代表選手で、中心的に使われてきた。十分な治療効果を生むためには、炭酸リチウムの血中濃度を治療域の上限ギリギリまで上げることがしばしば必要で、中毒域すれすれのところで炭酸リチウムを使いこなせることが、精神科医の技量と考えられたこともある。

しかし、最近では、そうした使い方より、比較的低め（治療域下限）の血中濃度で、補助的に炭酸リチウムを用いることが多くなっている。他の気分安定化薬と併用したり、非定型抗精神病薬や抗うつ薬と組み合わせることで、単剤投与では得られない効果を引き出すと共に、重大な副作用の危険を避けることができるというメリットがある。

炭酸リチウムは治療域が狭く、中毒濃度になると、意識障害やけいれんといった重篤な副作用を生じる。他に副作用としては、悪心《おしん》嘔吐、下痢などの消化器症状や手の震え、浮腫《むくみ》などが多いが、それ以外にも、体重増加や脱毛、ニキビ、認知機能や協調運動の障害なども見られることがある。甲状腺や腎臓機能にも悪影響を及ぼすことがある。そのため、炭酸リチウムを服用するときは、定期的に採血して血中濃度や副作用をチェックする必要がある。

炭酸リチウムの作用メカニズムは解明途上だが、明らかになっている一つの作用点は、神経細胞内でイノシトールをリン酸化する酵素を阻害することで、この経路で産生されるイノシトール三リン酸を減らし、イノシトール三リン酸によって誘発される細胞内のカルシウム放出を抑える働きである。細胞内カルシウム濃度は、神経細胞の興奮性を左右しているため、細胞内カルシウム濃度を下げることで、神経細胞の興奮性は低下する。それにより、過剰な興奮が起こりにくくなると考えられる。

それ以外にも、炭酸リチウムには、Gタンパクを介して、核での神経成長因子の産生を増加させ、神経細胞の新生を促進する効果があるとされる。

炭酸リチウムには、気分安定化薬としての作用以外に、もう一つ不思議な作用が知られている。それは、モノアミン系の活動を賦活し、抗うつ薬の効果を増強する効果である。抗うつ薬を投与しただけでは、効果があまり得られない難治性のケースで、炭酸リチウムを併用すると、改善が見られることがある。双極性障害のうつだけでなく、単極性のうつ病の場合にも、効力を発揮することがある。その作用機序はまだよくわかっていないが、試してみる価値のある治療法の一つである。他の薬剤の効果を増強する効果も知られている。

抗てんかん薬は、神経の興奮伝播を抑える

バルプロ酸、カルバマゼピンなどの抗てんかん薬に、共通してみられる作用点は、活動電位を作り出し、興奮を伝播させるうえで主要な役割を果たしている電位依存性ナトリウム・チャ

ンネルをブロックすることである。それによって、神経細胞の興奮伝播を抑える。

それ以外にも、各薬剤は、複数の作用点を併せ持っている。バルプロ酸の場合は、GABAの作用を強めたり、興奮性の伝達物質であるグルタミン酸の作用を抑えたり、細胞内伝達系を調節したりしている。バルプロ酸は、GABAに対する作用により、不安や抑うつにも効果が期待できる。

カルバマゼピンは、躁状態で意識の混乱を伴うようなケースに、特に効力を発揮する。薬疹（薬剤のアレルギーによってできる発疹）の頻度が高いのが難点で、薬疹が出た場合には、重症化することもあるので、すぐに中止する必要がある。通常は投与開始後一カ月以内に見られやすいが、数カ月、数年してから出てくる場合もあり、注意を要する。

非定型抗精神病薬は、燃え上がった神経を鎮める

非定型抗精神病薬は、ドーパミンD2受容体遮断作用とセロトニン2A受容体遮断作用を併せ持つものが多いが、薬剤により、それぞれ特性が異なる。躁状態の治療によく使われるのは、リスペリドンとクエチアピンである。双極性障害のうつ状態には、オランザピンやアリピプラゾールも使われる。クエチアピンは、どちらにも有効性が認められている。

ドーパミンD2遮断は、過剰な興奮や幻覚妄想を抑える。躁状態や精神病性の症状には、D

2受容体を遮断する作用が有効である。D2受容体遮断作用は、病的な過敏性を抑える一方で、相対的にD1受容体へのドーパミンの結合が増えることにより、認知機能を高める。

しかし、非定型抗精神病薬の優れた点は、もう一つの作用であるセロトニン2A受容体遮断作用にある。

復習になるが、セロトニン神経細胞には、セロトニン1A受容体と2A受容体があった。セロトニン1A受容体は、神経細胞の興奮を抑制する方向に、セロトニン2A受容体は、神経細胞を興奮させる方向に働く。したがって、2A受容体を遮断すると、興奮を抑えることになる。また、2A受容体を遮断すると、放出されたセロトニンは、1A受容体に多く結合することになり、さらにいっそう興奮が抑えられる。

さらに、優れているのは、ただ抑えるだけではない点である。前頭前野のGABA神経細胞にも2A受容体（GABAの放出を促進する）が多く存在し、それがブロックされることで、GABAの放出が減ると、抑制が取れて、前頭前野でのドーパミンやノルアドレナリンの放出が増加するのである。不要な興奮は鎮める一方で、前頭前野の働きはむしろ高めるという点に、この薬の働きの巧妙さがある。

非定型抗精神病薬の優れた点は、それだけに止まらない。もう一つ重要な作用点をもつのだ。火に油を注ぎ、燃え上がりを起こす興奮性の伝達物質グルタミン酸の役割について、先に触れた。このグルタミン酸素の過剰活動が、気分障害の症状悪化に一役買っているのだが、実はグルタミン酸神経細胞にも、抑制性のセロトニン1A受容体と興奮性のセロトニン2A受容体があるのだ。

躁状態では、グルタミン酸の過剰な放出が起きている。それを改善するには、2A受容体をブロックすることで、グルタミン酸の過剰な放出を止める必要がある。2A受容体をブロックすると、相対的に1A受容体への伝達が強まり、グルタミン酸神経細胞の興奮はさらに抑えられる。

躁だけでなく、うつでも、グルタミン酸の過剰放出は、気分や思考を過剰反応させ、混乱や空回りを起こす一因となっている。グルタミン酸の過剰活動を抑えることで、むしろ情報処理がスムーズにいくようになり、認知機能や意欲を改善することができる。

そのため、双極性障害のうつ状態では、セロトニン2A受容体をブロックすることで、症状が改善する。

オランザピンには、他にセロトニン2C受容体遮断作用がある。セロトニン2C受容体は、GABA神経細胞を介して、前頭前野でのドーパミン及びノルアドレナリンの放出や、側坐核でのドーパミンの放出を抑えるように働いているため、セロトニン2C受容体をブロックすると、前頭前野でのドーパミンやノルアドレナリン、側坐核でのドーパミンの放出を増やせるので、意欲や正の感情の改善が期待できる。

アリピプラゾールは、ドーパミンD2部分作動薬であり、過敏性や過剰な興奮を取り去るとともに、意欲を高める効果が期待できる。特に過眠傾向の強いケースでは、朝から起きやすくなる。

双極性障害では、多剤併用療法が必要なことが多い

薬剤の選択としては、気分安定化薬か、非定型抗精神病薬、あるいは、両者の組み合わせがもっとも一般的である。うつ病でも、単剤療法では十分な改善が得られないケースが少なくないが、双極性障害になると、単剤で改善できるケースは、むしろ少数に止まる。単剤療法では、高用量で用いても、寛解に至らないこともしばしばである。高用量だと、重篤な副作用が出やすいということもあり、現実の治療では、複数の気分安定化薬や精神安定剤の併用が必要なケースが多い。

単剤での治療が奏効しない場合、現在エビデンスに基づいた治療法として有効性が確認されている組み合わせは、**非定型抗精神病薬（リスペリドン、オランザピン、クエチアピン、アリピプラゾール）＋炭酸リチウム**、または、**非定型抗精神病薬＋バルプロ酸**である。

しかし、それだけでは、寛解に至らないケースも多く、さまざまな組み合わせが、専門家の

間で知られている。

臨床的なエビデンスから推奨される組み合わせとしては、炭酸リチウムとバルプロ酸、炭酸リチウムとラモトリジンである。クエチアピン＋気分安定化薬や他の非定型抗精神病薬、アリピプラゾール＋気分安定化薬や他の非定型抗精神病薬、ジプラシドン＋気分安定化薬や他の非定型抗精神病薬という組み合わせも、効果が望める選択肢の一つである。

アリピプラゾールは、うつ状態に効果があるが、三〜九ミリグラムの低用量で用いるのが効果的とされる。双極性障害のうつ状態だけでなく、治療抵抗性の単極性うつ病にも、しばしば有効である。

ラモトリジンは、一部のケースに非常に効果的であるが、効果発現までに、数カ月を要するので、すぐに効果を求める場合には向かない。効果が十分でない場合、クエチアピンなどの非定型抗精神病薬の追加が有効な場合がある。

抗うつ薬を使うべきか使わざるべきか

専門家の間でも、双極性障害のうつ状態に、抗うつ薬は使ってはいけないと考える人たちと、場合によっては慎重にだが使ってもよいという人たちに分かれる。同じアメリカでも、東海岸のボストンの精神科医は、使うべきでないと考え、西海岸のカリフォルニアの精神科医は、場合によっては使ってもよいと考えるという。いずれにしても、抗うつ薬単剤での使用は、禁忌である。気分安定化薬や非定型抗精神病薬と併用して使うことが最低限必要になる。

一般的には、双極性障害の長期的な改善のためには、抗うつ薬を使わないのが望ましいが、症例によっては、長期化するうつ状態から脱するのに、どうしても抗うつ薬が必要なケースや、気分安定化薬や非定型抗精神病薬、抗うつ薬の三者のバランスで、長年にわたって寛解を維持している場合もある。何事にも例外はつきものだが、長期的な予後を考えると、可能な限り使わずに、安定をはかることが原則であろう。

自己診断で投薬を調整するのは危険

しばしば大失敗する原因の一つは、自分で状態を「診断」し、服用を中止したり、薬の量や種類を「調整」したりすることである。「自分のことは自分が一番知っている」と誰しも思いたいのであるが、そこに大きな落とし穴がある。気分障害は、自分の状態を、客観的に把握するのが難しいことを特徴とする疾患なのである。そうした失敗は、うつのときよりも、躁のときに起きやすい。うつは自覚しやすいが、躁は、むしろ「快調」「絶好調」だと感じ、問題に気づきにくいからである。自分では安全速度で走っているつもりが、知らないうちに、百二十キロで暴走しているということになりやすい。躁や軽躁になると、薬の服用が不規則になったり、中断されたりしやすい。それによって、さらに悪化が加速される。

躁や軽躁を経験した人は、その状態がベストだと感じやすい。その状態を基準にするため、一番落ち着いた状態を、「調子が出ない」「いまひとつ」と感じることも多い。そのため、気分を安定化させる薬よりは、気分を持ち上げる薬を飲みたがる傾向が強い。医者が「上げる薬」を出してくれるように、直接、間接に誘導しようとすることもある。自分で勝手に調節して、服用することもある。しかし、これは失敗のもとである。

うつの場合にもそうした失敗は起きる。誰しも早く治って薬を卒業したいと思う。うつになりやすい代表的なタイプは、責任感が強く、自分の力で何とかしたいという意識の強い人たちである。そのため、薬を飲んでいることに対して否定的な思いを抱きやすく、早く止めたいという気持ちが強い。それゆえ、うつがある程度よくなってくると、薬を減らしたり、飲むのを止めることを急ぎすぎてしまう。その結果、症状がリバウンドしたり、再燃したりするということにもつながりやすい。

専門の医師が、定期的に状態をモニターして処方することが大事である。気分の波があるときには、投薬期間を短めにして、モニターすることが必要になる。ことに躁状態は、加速度的に悪化しやすく、二、三日診るのが遅れただけで、手がつけられないほど悪化してしまう。一日でも早く診察を受けることが、再発や入院という事態を防ぐことにつながる。

再発を予防する

気分障害は、再発しやすい疾患である。大うつ病について見ても、治療を止めると、一年以内に、約半分が再発するとされる。また、双極性障害では、治療を中断すると、九割以上が、いずれ再発すると考えられている。生涯に平均十回程度再発を繰り返すとされ、二十回以上というケースも少なからずある。

うつ病、双極性障害ともに、再発すると、いっそう再発しやすくなるという悪循環に陥りやすい。最初は、強いストレスでしか発症しなかったのが、些細な負担でも、調子が悪化しやすくなる。

神経回路というのは、不思議なもので、ある回路が頻繁に使われると、伝達が起こりやすくなるという性質がある。悪い状態を繰り返すことによって、その回路の伝達が促進され、悪いパターンが強化されてしまう。逆に、使われない状態を続けることで、悪い状態が起こりにくくなる。予防が重要なのである。

再発しやすい状態を脱するためには、十分に回復した状態が少なくとも一年以上続いている必要がある。ただ、どんなに良好な状態が続いていても、油断は禁物である。脳には、その痕跡が残っていて、一度も発症したことがない人に比べて、病気になりやすいのである。

したがって、寛解した後も、「治った」と安心しすぎずに、再発の予防のための治療を継続することが重要である。再発の間隔は、人によってさまざまで、一年のうちに、何度も悪化する人もいれば、毎年同じ時期に悪化しやすい人もいる。また、四、五年に一度、悪化するケースもある。インターバルが長いケースでは、「もう治った」と錯覚しがちである。安心した頃が危ないということが多い。

うつ病の場合、再発の予防には、少量の抗うつ薬等の服用を継続することが重要である。薬の量は、徐々に減らすことができるが、完全に止めてしまうのではなく、少量を維持することにより、再発をかなり予防できる。

双極性障害の場合には、うつ病以上に再発しやすいため、一定量以上の気分安定化薬や非定型抗精神病薬を継続して服用することが不可欠である。減らしすぎると、せっかく服用していても、予防効果がない場合がある。

第三部　気分障害を克服するライフスタイル

うつや気分障害は生活習慣病の一面をもつ

うつ病や気分障害が増えている原因のところでも述べたように、現代人にうつ病や気分障害が急増している要因の一つに、現代人の急激なライフスタイルの変化が挙げられる。ライフスタイルの変化は、睡眠や活動時間、食べ物や運動、社会生活や対人関係のもち方など、われわれの生活全般に及び、百万年単位の長い時間をかけて進化する中で培ってきたライフスタイルを、この数十年の間に覆すほど、急激で大きなものであった。

ある意味では、われわれが身を守るために獲得してきた遺伝子や適応様式が、この急激な変化についていけなくなり、齟齬《そご》を来しているのである。その意味で、うつ病や気分障害も、生活習慣病の一面をもつ。肥満や糖尿病やアレルギーが急激に増えたのと同じようなメカニズムで、遺伝子には何の変化もないのに、これらの疾患にかかりやすくなっているのである。

したがって、うつ病や気分障害から回復をはかったり、その発症を防いだりするためには、薬による治療よりも、生活習慣の見直しが大事になる。うつや気分障害になりにくい生活を送ることが必要なのである。

うつを防ぐ採集狩猟民の食生活

冒頭で述べたように、採集狩猟民にはうつ病が非常に少ないと言われる。その理由は、彼らの生活様式にあると考える研究者もいる。かつて人類は、そうした生活様式を保ってきたが、急速な工業化と科学技術の進歩や商業主義が、人類の進化の中で培ってきた大切な伝統を廃れさせ、新しいライフスタイルに取って代わってしまった。その過程で、人類は、かつては有していたうつに対する抵抗力や傷つき、悲しみから立ち直る力を失いつつあるのかもしれない。

そうした見地から、ライフスタイルを見直すことが、うつや気分障害の治療や予防において、意外に重要だと考える人も増えてきている。一部の研究者は、薬による治療以上に、うつ病の治療に有効であったと報告している。

その一つは栄養面の問題であり、近年注目されているのは、第七章で述べたオメガ3脂肪酸である。

脳は水分を別にすれば、六割が脂肪からできている。神経細胞を包む膜を作り上げているのは、脂肪酸である。この脂肪酸の多くは、人間の体内で合成することができるが、合成できないものもある。その一つが、オメガ3脂肪酸である。オメガ3脂肪酸は、魚や野生の獣、葉野菜などに豊富に含まれている。採集狩猟民たちの日々の食生活は、オメガ3脂肪酸の豊富な食事だと言える。現代の文明人の、五倍から十倍のオメガ3脂肪酸を摂取していたとも推測されている。現代人の食生活では、そうしたものが不足しがちである。

オメガ3脂肪酸をよく摂取している国々では、うつ病の有病率が低いというデータもある。まだ、十分確認されていないとはいえ、臨床的な研究も進められ、抗うつ薬で回復できなかった患者にオメガ3脂肪酸を投与したところ、七割で改善が見られたとの報告もある（抗うつ薬のみでは、二割五分に止まった）。

ハーバード大学の研究チームは、最近、オメガ3脂肪酸を食餌中に補充することにより、高用量の抗うつ薬に匹敵する抗うつ効果を認めたことを報告している。栄養補充療法の効果を、プラセボを投与した場合と比較する臨床試験の多くでも、プラセボ群より優れた効果を認めている。

オメガ3脂肪酸の中でも、うつ病の治療で重要なのは、ＥＰＡ（エイコサペンタエン酸）とＤＨＡ（ドコサヘキサエン酸）である。ＥＰＡは、脂質の代謝の改善効果で、またＤＨＡは健脳効果やアンチエージング効果で知られているが、この両者をある割合で摂ると、特に効果的とされる。その割合は、ＥＰＡ２：ＤＨＡ１で、一日当たりＥＰＡ一〇〇〇ミリグラムに対して、DHAを五〇〇ミリグラム摂取することが、推奨されている。効果が十分でない場合は、その倍量まで増量する。

このEPA2:DHA1という割合は、天然に存在するオメガ3脂肪酸の割合でもある。つまり、特殊で高価なサプリメントを服用する必要はなく、安価に手に入る魚油(フィッシュ・オイル)で、十分だとされる。その費用は、一カ月千円もかからない。

効果発現には個人差があり、一週間～一カ月を要する。オメガ3脂肪酸の補充療法を治療に採り入れている臨床家は、その効果に目を瞠《みは》り、熱心に推奨する。アレルギーや慢性炎症性疾患、生活習慣病などへの副次的な効果も期待できるという。ただ、まだ医学的な研究は、途上にあるのが現状で、一般の臨床医では、そうした治療に懐疑的な人の方が多い。こうした療法は、アンチ薬物療法派の特殊な治療法とみなされ、白眼視さえ受けることがある。

ただ、そうした偏見を離れて、データを客観的に眺めた場合、そのメリットも認めて、よいところは採り入れることが、患者の利益になるのではないかと思われる。仮に、その効果が、大部分プラセボ効果だったとしても、事情は、抗うつ薬でも余り変わらないことを考えると、ことに軽症のケースでは、プラセボの代わりに、栄養補充療法を使ったとしても、何らデメリットはなく、同程度の改善効果が期待できることになる。

しかも、栄養補充療法のコストは、抗うつ薬に比べて、非常に安価で、副作用も少ないことを考えると、有用な治療オプションである。

運動には抗うつ効果がある

かなり以前から、運動には、うつを改善する効果があることが知られ、近年も、うつ病の運動療法の効果について、さらなる研究が進められている。

週に三日、三十分歩くだけで、抗うつ薬を投与されるのに匹敵する改善効果があるだけでなく、抗うつ薬を投与されたケースよりも、再発する率が三分の一と少なかったという報告もある。週に三日運動することができるケースは軽症であろうから、それが運動の効果か、軽症のケースが選別された効果かは、判定が難しいが、運動がうつの改善に役立つことは、多くの研究が裏づけつつある。散歩やジョギング、サイクリング、ウエイトリフティングなどの効果が確かめられている。運動は、ドーパミン系やセロトニン系の活動を高めるだけでなく、神経新生にかかわるBDNF（脳由来神経栄養因子）の産生を活発にする効果が認められている。

適度な運動は、うつの改善に効果的なだけでなく、躁うつの波を安定させるうえでも、効果的な場合もある。躁とうつを繰り返していた双極性障害の男性は、離婚や離職を繰り返していた。薬物療法でも、なかなか躁とうつの波が収まらなかった。ところが、週一回仲間とテニスをするようになってから、波はあるものの、以前ほどではなくなり、仕事も比較的安定して続けられるようになった。

気分障害、とりわけ双極性障害の人は、元来エネルギーに満ちているケースが少なくない。そうしたタイプの人では、デスクワークだけでは、エネルギーや本能的な衝動は解消されず、それが周期的な大きな爆発をもたらしてしまうようにも思える。普段からそれを発散することは、大きな波を防ぐのに有効なのかもしれない。

ディズニーのうつ病克服法

ミッキーマウスの生みの親で『白雪姫』『ダンボ』などの名作アニメの作者として、いまも世界中から愛されるウォルト・ディズニーは、うつ病で苦しんだことがあった。うつの原因は、働き過ぎによる過労と妻の流産だった。わざわざ新居まで用意して、わが子の誕生を待ちわびていたディズニーは、強い衝撃を受けたのだ。仕事も手につかなくなったディズニーが心身のバランスを取り戻すために始めたのが、乗馬だった。その後、それは、ディズニーのよき気晴らしとなり、彼の健康を支えるうえで役に立った。

また、うつがひどくなったときに、彼がしばしば使った脱出方法は、旅行だった。うつになる度に、彼は、妻と共に、ハワイやフロリダやカリブ海に出掛けて、少し長めの休暇を過ごしている。燦々と降り注ぐ太陽と休養が、彼に再び活力を回復させたのだ。

非日常や新奇な刺激も大切

うつになりやすい人には、大きく分けて二つのタイプがある。一つは、日常的な繰り返しを何より大切にするタイプで、このタイプの人にとっては、変わらない日々の生活が安心の源泉で、みだりな変化には、かえって戸惑いや不快さを覚えやすい。このタイプは、あまり変化を好まない。

ところが、同じうつでも、変化や新しい刺激があった方が、元気を回復するタイプの人もいる。このタイプは、双極性やその傾向をもった人にみられやすい。双極性のうつでは、反応性が保たれていることが多いのである。このタイプのうつでは、刺激や変化を避けていると、余計うつが強まったり、続いてしまうこともある。むしろ、刺激を与えた方が、気分が好転したり、意欲が出たりしやすい。

先に述べたカゴの鳥症候群のような場合も、新奇な刺激の不足が、うつ状態を引き起こしている。嫌々ながら意に沿わない仕事を続けていたり、本当はやりたくないことをやっている場合にみられるうつ状態も、心をときめかす本来の刺激が失われて、活力や意欲の低下を引き起こしていることが多い。こうしたケースでは、その人を縛っている先入観や義務感を打ち破って、本当に望んでいることを思い切って行うことが、うつからの脱出につながる。

長いトンネルの出口は?

理工系の大学を出て就職し、現場で技術者として働いていた三十代初めの男性は、配置転換により現場から離れ、デスクワーク中心の部署に移ってから、次第に意欲の低下や疲れやすさに悩むようになった。責任感が人一倍強い性格であるにもかかわらず、朝がなかなか起きられず、出勤できない日が続いた。うつだと気がついたときには、症状がかなり進んでいた。

休みを取り、抗うつ薬を飲んで回復するも、仕事に行き始めると、また気分が重くなってくる。仕事は何とかこなしていたが、やり甲斐や楽しさを感じることはなく、休日は一日中寝ているということが多かった。現場への配置転換を願い出たが、受け容れられず、悶々とした挙げ句、休職してしまう。転職も考えたが、このご時世に大手の上場企業を辞めることに、周囲の反対や本人の躊躇もあり、復職するが、仕事に出始めると、毎日が針のむしろのように感じられるのだった。

数年をそうした状況で過ごした後に、ボランティア活動にたずさわるようになる。その中で、いままで味わわなかったような歓びを覚えていた。彼は会社を辞める決意をして、辞表を出すと、社会福祉系の資格を取るために学校に通い始める。見違えるほど意欲的な毎日を過ごすようになるとともに、薬の量も減り、すっかり安定したのである。

作家曽野綾子氏の場合

『神の汚れた手』や『奇蹟』などの作品で知られる作家の曽野綾子氏は、夫の三浦朱門氏の回想録によれば、何度かうつに悩まされたという。曽野氏の場合、うつを招き寄せる状況は主に三つあった。一つは、華々しく新人作家としてデビューし、周囲の大きな期待を次第に重荷に感じるようになったことだった。頑張って書いても、もっとその上を要求されるという中で、楽しんで気楽に書くというわけにはいかなくなったのである。もう一つは、曽野氏が、母親の「よい子」として育ち、母親の意志に支配され続けていたことで、周囲の期待に背いてはいけないという思いが大変強かったという点である。さらには、三浦朱門氏と結婚し、家庭に入り、子育てと原稿書きに明け暮れる日々の中で、社会との関わりが希薄になってしまったことである。

曽野氏は、旅行をとても重要視していた。円が安い時代で、海外旅行には高額な費用がかかったが、機会を逃さずに、積極的に海外にも出掛けた。旅行は曽野氏を元気にした。拘束された日常から解放されて、新奇な刺激を味わうことが、最高のリフレッシュメントとなったのである。曽野氏が、もう一つ行ったことは、母親の支配から抜け出すことである。それによって、生み出される作品にも、自立した個性が一層輝くようになったのである。曽野氏は『「いい人」

をやめると楽になる』というエッセーを書かれているが、「いい人をやめる」というのは、彼女自身の体験に基づいた、うつから脱出する極意でもあったのだろう。

ただし、逆に躁や軽躁になっているときには、極力新奇な刺激や非日常的な体験は控えた方がよい。旅行や新奇な体験をきっかけに、躁状態を悪化させるということは、非常に多い。特に海外旅行は、時差が大きい場合、睡眠が短くなり、躁を誘発することがある。躁を繰り返している人では、躁になりやすい時期と新奇な体験が重ならないようにするなど、十分な注意が必要である。

人とつながり、孤立しない

うつを防ぐうえでもう一つ重要になるのは、孤独にならないことである。採集狩猟民に、うつが極めて少ない要因の一つは、彼らが強い社会的絆をもち、孤独や孤立とは無縁に暮らしていることに違いない。われわれ現代人の暮らしは、益々孤立したものになりやすくなっている。科学技術の進歩は、それを加速してきた。人に煩わされず何でもできることを、われわれは便利だと受け止めてきた。ところが、そこに大きな落とし穴があった。人に煩わされなくなった代償として、われわれは人とのつながりを希薄にしかもたなくなったのだ。人と苦労や時間を共有する関係は失われていく一方である。それは、共感性に支えられた心のよりどころを失うことでもあり、また、ストレスに対する抵抗力や躓きから立ち直る力をなくしていくことにもつながっている。

近年、イギリスで行われた調査によると、家族であれ友だちであれ、何でも打ち明けて、支えになってくれる人が一人でもいるだけで、離別や離婚、失業といった悲しい出来事が起きても、うつ病になる危険は半分に抑えられるという。

われわれ現代人は、常に意識して、人との関わりやつながりを保ち、孤立を防ぐように心がけて生活する必要がある。うつを予防するためにも、それは重要なのである。人との関わりが難しい場合には、ペットと暮らすことが大きな助けとなることも多い。

ただ、せっかく一緒に暮らしていても、逆に相手を追い詰めてしまうこともある。相手に対して厳しすぎたり、悪いところばかりを指摘したり、感情的に虐げたりする配偶者をもつ人は、うつになりやすいのである。そうした「有害な」配偶者にならないように、お互い気をつける必要がある。

社会全体として、いま、新たな枠組みの中で、人とのつながりを保つ方策を見つけ出そうとしている途上にある。しかし、科学技術の進歩が余りにも急速なので、人間の方が技術に出し抜かれ、ともすると、便利さと快適さの中で、人間が自分を守るために必要だったものまで、失おうとしている。

うつからの回復には、社会的な支えやつながりをもつことが、一つの鍵を握る。ところが、問題を難しくしているのは、普段社交的な人でさえも、うつになると、人に会うことが億劫になり、引きこもってしまいやすいということである。元々対人関係が苦手な人では、一層その傾向が強まって、孤立が強まりやすい。それまで親しくしていた人や家族とさえも、接触したがらないようになることも珍しくない。

どうしたのかな、と最初は心配していた周囲の人も、そうした状況が続くにつれ、むしろ自分の方が拒絶されているように思ったり、関わりを望んでいないのかと思い、手を引いてしまうことも多い。電話にも出てくれなかったり、メールにも返事が来なかったりすることが繰り返されれば、心配よりも、不信感を抱き、憤慨してしまうこともある。実際には、うつに陥った人は、手紙やメールの返事さえ、書く気力が湧かなくなっているということも多い。うつの人は、しばしばこんなふうに考えてしまう。自分のようなものは、相手にとってもお荷物でしかない、自分なんか、いない方が、相手に迷惑をかけない、そんなふうに思って、引いてしまうのである。

今後ますます単身世帯が急増することが予想されている。そうした状況を考えると、個人の力や努力だけで、孤立を防いでいくことには、限界があるように思う。社会として、孤立を防ぐ取り組みを行っていくことが、いっそう重要性を増すだろう。

双極性障害では、人付き合いをあっさりと

ただし、うつ病に当てはまる原則は、双極性障害では、むしろ害になることもある。双極性障害の人では、人付き合いを増やし過ぎて、それで疲れてしまい、病状を悪化させてしまいやすいのだ。双極性障害の人は、とても純粋で、人懐っこく、面倒見がよいタイプが多い。そのため、困っている人がいたり、自分を求めてこられると、放っておけない。つい自分を犠牲にしてでも、相手を優先してしまう。そうするうちに、疲れを溜めて、病状に響いてしまうことになりやすい。

仕事場の雑談に加わったりすることさえも、ときには刺激になり、付き合いが深まりすぎて、気分が変動する要因になることもある。

双極性障害の人では、付き合いや私生活を簡素化し、ごく少数の人との安定した関係を中心にして、それ以外の人とは、極力あっさりと、表面的に付き合う程度に止めておいた方が、余分な刺激や疲労を避け、安定を維持することにつながりやすい。知り合いができて、メールや電話の遣り取りが増えたりすることも、しばしば悪化の引き金になる。

二十四時間、どこででも、ケータイやメールで、人と関わりがもてる環境が、生活のリズム

を壊してしまう原因ともなっている。

太陽の光をたっぷり浴びる

第六章で見たように、気分障害やうつの中には、日照時間や気温の変化の影響を強く受ける季節性感情障害が、かなりの割合を占めている。とくに日照時間の変化は、多くの人で、気分に影響するのである。

ところが、現代人は、夜も人工的な照明の下で活動し続け、益々夜型の生活を送るようになっている。そのことは、睡眠相《すいみんそう》（体が睡眠を求める時間帯）のズレをもたらし、それが気分障害の一因ともなるのである。

体内時計をリセットするうえで重要なのは、一日のうちで、最初に太陽の光を浴びる時刻と、太陽の光に触れる時間である。いつ朝が来て、昼がどれほどの長さであるかという二つの条件によって、体内時計は調節されている。

太陽の光にあまり触れることのない現代人の生活は、睡眠相のズレにより、不眠症だけでなく、うつや気分障害にかかりやすい。先にも見たように、サーカディアンリズム（概日周期、日照時間の変動のこと）の崩れは、睡眠やエネルギーや活動性といったものを調節しているホルモン分泌の日内変動を狂わせてしまうのである。

できるだけ屋外で太陽の光を浴びたり、外光の射す明るい部屋で、一日を過ごすことが、そうした危険を小さくしてくれる。

季節性のうつ病では、太陽光線が治療的な効果をもつことも珍しくない。新渡戸稲造は、最初、伊香保温泉で療養するが、その後、カリフォルニアで二年間転地療養を行っている。温暖で、明るく、晴天日の多いカリフォルニアの気候は、よい作用を及ぼしたと考えられる。その後、彼の任地となったのが台湾であったことも、好都合であった。そこで、彼は完全復活を遂げるのである。

ある公務員の男性は、長くうつで苦しみ、抗うつ薬の治療である程度改善したものの、完全にはスッキリしなかった。ところが、ある年の夏、白夜のアラスカに旅行したのを機に、すっかり元通りに回復した。東南アジアや南洋の島に旅行して、症状が急激によくなるというケースも少なくない。

完璧主義よ、さようなら

うつになりやすい人も、頑張りすぎて躁になりやすい人も、いずれにも多く見られる性格傾向は、いい加減にできないという完璧主義である。完璧主義の人は、百パーセントできていなければ、失敗だと思いがちである。その結果、よい結果が出ていても、不満な部分の方に目がいってしまい、喜びよりもストレスを生んでしまう。

完璧主義の人は、自分に完璧を求めるだけでなく、周囲にも完璧を求めてしまうため、気楽で、気心の知れた人間関係というものを、遠ざけてしまうことにもなりやすい。それは、人間関係をギクシャクしたものにしたり、思わぬ反発を招いたりして、結局、自分自身の居場所を奪うことにもつながる。

百点にこだわる考えを卒業し、五十点で満足、六十点、七十点なら大満足できるような体質に、心の持ち方を変えていくことが、ストレスを減らし、対人関係をスムーズにし、うつや躁を防ぐことにもつながる。

百点にこだわると、何事も苦行になってしまうが、五十点で満足できるようになれば、何事も気楽に楽しむことができるようになる。五十点で満足できるということは、できなかったことやよくなかった点ではなく、できていた点やよかった点に、目を注いでいるということだ。

二十年ばかり精神科医をやってきて、わかったことの一つは、よくなる人というのは、よい点に目を向けられる人だということだ。逆に、悪いことの方にばかり、どうしても目が向いてしまう人は、なかなかよくならない。そういう人でも、長年染みついた否定的な認知が少しずつ薄らいでくると、症状も人生もよい方に変わっていく。

完璧主義と否定的な認知というものは、実は根底で結びついているのである。完璧を求めるのは、あるがままのものを肯定できないからなのだ。あるがままのものよりも、一段超えた何かを求めるがゆえに、あるがままではないものに、こだわってしまう。自分や世界を本当に肯定できれば、無理に背伸びをしようとしたり、思い通りに自分の意志を行き渡らせようとしたりする必要を感じなくなる。

完璧主義に別れを告げるときは、否定的な認知からも卒業するときなのである。

縛られすぎない、自分にあったライフスタイルを

うつになりやすい人は、何かに縛られたり、囚われたりしやすい人である。縛られるもの、囚われるものは、さまざまである。典型的で、多くの人に見られるのは、義務感や責任感に強く縛られるという場合と、高すぎる理想やプライドに囚われすぎているというケースである。どちらも、こうでなければ、すべてがダメになってしまうような錯覚に囚われている。優等生や真面目な人、よい子だった人、親や兄弟に対するコンプレックスが強い人では、親から刷り込まれてきた基準や価値観に縛られていることが多い。そこからはみ出すことに、強い抵抗や罪悪感を覚える。そうした人では、基準や理想に適わない自分の状況を、許せなく思ってしまいがちだ。

こうした囚われや思い込みから自由になれればよいのだが、厄介なことに、そうした縛りか

ら自由になろうとしたときから、うつや不安定な状態が始まるということが少なくない。つまり、縛られていることが、ある意味で安定に役立っていた部分もあるのだ。それを一旦壊して、新たな自分のスタイルを築きなおすのには、それなりのリスクもあるということだ。

ただ、うつになって、生活が破綻しかかっている状況は、いままでの流儀が行き詰まっているということでもある。つまり、変化して、自分本来のスタイルを獲得するチャンスだとも言えるのだ。思い切って、やり方を変えるしか、活路がないのである。

先述の社会学者ウェーバーが、いかにしてうつを克服していったかは、その点を考えるうえでも、ヒントになるだろう。ウェーバーのケースには、克服の鍵となった要素が、いくつか含まれている。

社会学者ウェーバーは、いかにしてうつを克服したか

発症から二年目に入り、忍耐強いウェーバーも、教授の仕事を続けることが次第に困難になっていた。そこで、まず負担を減らすことを考え、講義は免除してもらい、ゼミナールだけを担当することになった。それで、幾分事態は好転するかに見える。妻のマリアンネは、気晴らしになる手仕事がよいのではないかと考え、木彫りを勧めたりするが、学問一筋で仕事人間のウェーバーは、まったくそうした「道楽」には関心がなかった。暇があると、ただぼんやり座

っているだけだった。「けれども彼はそれが自分には絶対にいいのだと主張するのです。このような一面的に出来上った人間は、頭がいうことをきかなくなるとまるで裏切られて手も足も出なくなったみたいです――せめて台所仕事でもさせてやれればいいのですが！」と妻は歎息しながらも、いろいろ試してみる。夫が子どもの頃、蠟人形を作ったことを知ると、妻は粘土を手近なところに置いておいた。すると、ウェーバーは粘土を捏《こ》ねるようになった。一旦やり始めると、熱中して、見事な作品を作った。しかし、それも疲労するという理由で止めてしまう。彼は、ほどほどに楽しむということができないのだ。ブロック玩具も試してみた。ウェーバーは妻を喜ばせるために、お義理に遊んだが、すぐに背中が痛くなって、お終いとなった。

手仕事による行動活性化療法は、残念ながら、効を奏さなかったわけである。

ウェーバーにとって苦痛だったのは、周囲の人が、自分の意志の力によって病に打ち克つように励ましてくることだった。その傾向がもっとも強かったのが、母親だった。母親はあらゆる艱難辛苦《かんなんしんく》に耐えてきた人で、息子にも、それができると固く信じていた。誰よりも強い意志と忍耐力を備え、自分の責任と義務を全うしようとするウェーバーにとって、それは、折れた足で走れと言われるようなものだった。

妻は、母親や兄弟からの助言や励ましが、ウェーバーにとって、かえって重荷になっていることを説明して、そうしたプレッシャーから彼を守らなければならなかった。ウェーバーにとって幸いだったのは、妻が夫のそうした心境を手に取るように理解して、その気持ちを代弁してくれたことである。

明らかだったのは、休養をとり、のんびりすると、症状が一時的にましになることで、しかし、再び仕事に戻ろうとすると、症状がぶり返してしまう。

そうした状況で、発症から二年後の春、ウェーバーは休職することになったのである。俸給を継続して支給されるようになったことは、ありがたかった。その一方で、彼は本当に復職できる日が来るのか、半信半疑になっていた。というのも、「彼は苦痛なしに読むことも書くことも、しゃべることも、またどこかへ行くことも眠ることもできなかった。あらゆる精神的機能と一部の肉体的機能が自由にならなかった」からである。

一家はハイデルベルクの家を畳むと、アルプスの山懐に抱かれたウラハの町に移り、ウェーバーは、そこの神経病院で治療を受けることになった。しかし、症状はあまり好転せず、この先、かつてのような拘束の多い仕事にもどれるのか、かなり悲観的になっていた。

どんな治療よりも効果があったもの

そこに、一つ予想外な出来事が起きる。ウェーバーの従弟が、精神病（統合失調症と思われる）を発症して、同じ病院に入院してきたのだ。自分のこともさりながら、まだ年若い従弟を、この「牢獄」から救い出してやりたいという気持ちを、ウェーバーはもつようになったようだ。それに、この山間の町で、冬を越すことに、気の滅入るものを感じていた。夫妻は、思い切って南へ向かうことを決心する。目的地は、温暖な気候で知られるコルシカ島のアジャクシオだった。一人だけを残していくに忍びず、夫妻は、従弟を連れて行くことにする。

思いがけなくも、南国の澄み渡った明るい青空が、ウェーバーの気分を回復させていく。「彼は午前はほとんどいつも山のオリーヴの樹の下に横になっており、午後は彼が外出することができれば一緒に散歩します。おとといも湾の岸に沿って気持のいいドライヴをしてみました」。彼は、睡眠薬なしで眠れるようになり、非常に陽気にさえなった。ただ、まだ本を読んだりはできなかった。

コルシカ島が雨期に入ると、「ウェーバーはよくソファに横たわって何ということもなくただぼんやりしていた。しかし彼は気落ちしているのでも苛々しているのでもなかった。なぜならこの無聊にもかかわらず彼は前より気分がよかったのである。(中略) 快復の前兆があらわれて来たのだ」。

その兆しは、三月にローマに移り、より確実なものとなる。「この大都市のどの古い石も彼の歴史的想像力に語りかけ、彼を強く刺戟した。これはあらゆる治療法に優っていた」。次第に負担になっていた従弟を、家族のもとに戻すと、夫妻は、南イタリアへと向かった。ナポリ、ソレント、ポンペイ、カプリ、ペストゥムと旅をしながら、青い湾や白い家々の光り輝く眺めに見とれているうちに、ウェーバーはすっかり元気を回復していた。ウェーバーは、熱心に見学して回った。

ところが、夏になってスイスのグリンデルヴァルトへ避暑に出掛けると、また調子がおかしくなった。妻が用事で夫のもとを離れ、二、三週間後に戻ってみると、一年前の悪い状態に戻ってしまっていた。

ウェーバーのうつは、明らかに、気温や日照時間に左右される季節性気分障害の傾向を備えていた。実際、再びローマに戻ると、調子がよくなり、翌春には、すっかり改善してきていた。訪問者があったりしても、以前のように、「溢れ出るような調子で」難しい問題についても議論を楽しんだ。読書欲も旺盛になり、さまざまなジャンルのものを濫読したが、このときの読書が、ウェーバーの知識の幅を広げ、後年の著作に生かされることになる。

だが、今後のことについては、ウェーバーは慎重だった。義務で縛られると、それが何に対する義務であっても、いまのウェーバーには重荷となり、彼の力を奪ってしまうことを痛感するようになっていたのだ。ウェーバーは、正教授の地位を退き、名誉職教授として働かせて貰えるように願い出る。それならば、責任の重圧が小さくなり、どうにかやりこなせそうに思ったのである。しかし、大学当局は、ウェーバーに正教授の地位に留まることを望み、結局、二年の休職の後、三年めの四月から、ハイデルベルク大学に復職することとなる。ウェーバーは三十八歳になっていた。

復帰したウェーバーは、元気いっぱいとはいかなかったが、どうにか仕事をこなした。講義やゼミを行い、大学から依頼された記念論文集のための論文の準備にもとりかかった。ただ、輝くようなカリスマ性をもったかつてのウェーバーではなく、妹の結婚式で祝杯のスピーチをすることを考えただけでも眠れなくなるほど、ストレスに脆くなっていた。

それでも、十月頃までは、一日四時間程度の仕事をこなすことができた。ところが、記念論文集に寄稿しようと取り組んだ論文で、少し無理をしたのが祟り、どうにか保っていたバランスを崩すことになった。当時、妻のマリアンネは、夫の状態をこう書いている。

「私たちの頭上はまたしても雲に閉ざされました。マックスはほとんどここ二週間ほどすっかり疲れ、よく眠れず、頭のなかにすっかり考えができているのに仕事を中断しなければなりません。自分の仕事の力は今のところいつも四日しかつづかない、その後実際のところ四週間ほど仕事から離れて、完全な無為と場面転換によって次の四週間のため新しい力をたくわえねばならないと彼は言っています」。しかし、それは、職業人としては、「絶望的なこと」であった。

ウェーバーの調子が下降し始めた一因は、冬がやってきたことにあった。彼は、午前中一時間か二時間仕事をするのがやっとで、何の喜びも感じず、後はずっとソファでぼんやり横になっているという状態だった。ウェーバーは、もっと早く南国に旅立っていればよかったと、毎日のようにこぼしたという。

しかし同時に、義務と勤勉の人であり、『プロテスタンティズムの倫理と資本主義の精神』の著者ともなるウェーバーは、職業人として機能していない自分の状況を「面目ない」と感じ、やりきれなく思っていた。

ついに彼は、退職を決意し、妻も同意せざるを得なかった。三十九歳という年齢で、彼は大学教授という地位を失ったのである。それまで夫を支え続けてきた妻マリアンネにとっても、そのことは口惜しく、無念なことであった。妻は、後に書いている。「ウェーバーは男盛りの年で彼の王国から追放されたのである。外的な意味での彼の前途はもはやなかった——ひどい落ち目だったのだ」。

むしろ、本人の方が楽観的だった。「私は退職ということを事実悲劇的には感じていません。何年も前から私はそれの已むを得ざることを納得しており、マリアンネにもそれを納得させるだけ正直な医者がいなかったことによって苦しんでいたにすぎませんから。仕事の力はまだ回復していませんが、それ以外は何もかもどうにかこうにかというところです」。彼は半ばあきらめ顔に「私のやることはほかの人たちがやってくれるさ」と語るかと思えば、また、こうも語った。「いつかかならず抜け穴を見つけて天空高く飛立って行くよ」。

この不敵とも言える言葉には、回復の兆候がはっきりと見て取れる。退職という一見どん底こそが、ウェーバーを解放し、新たな飛翔を用意していたのである。

退職が本決まりとなったこの年は、ウェーバにとって、再起の年ともなった。彼は、その直後から、方々に旅行し、発症以来、ほぼ六年ぶりに、論文を書き上げている。そして、翌年は、前半の半年だけで、重要な三編の論文を一気に脱稿する。そのうちの一つが、『プロテスタンティズムの倫理と資本主義の精神』であった。さらに、その年、素晴らしいチャンスが舞い込む。アメリカ、セント・ルイスで万国博覧会が開かれたのだが、同時に、国際的な学術大会が開催されることになり、ドイツの大学のあらゆる学者に招請状が発せられたのである。不安や躊躇《ためら》いもあったが、ウェーバーは、思い切ってこの申し出を受ける。新世界への好奇心が、勝ちを収めたのである。そして、このアメリカ旅行によって、ウェーバーは完全に復活するのである。


ウェーバーは解放感と新しい刺激によって、活力を得るというところがあった。ウェーバー自身、こう述べている。「精神的緊張なしに頭脳を刺戟し働かせることこそ、一般的に言って唯一の治療法です」と。

ウェーバーの病気は、反復性大うつ病というよりも、季節性感情障害の混じった双極性II型障害だと考えることもできるだろう。それゆえ、南国への転地も有効だったと言える。ただ、その後も、ウェーバーは、ドイツに留まって仕事を続けたことを考えると、それだけで片付く問題ではない。また、新天地での新しい刺激も、役立っただろう。だが、それは、すでにウェーバーが、うつを脱し始めていたからだと考えた方がよいだろう。

それよりも、重要に思えるのは、やはり妻の理解や支えであり、最終的には、それまでのライフスタイルや働き方を変えることが、回復の鍵を握ったように思える。

この危機から回復した後、ウェーバーは高い生産性を維持し、何人《なにびと》も真似のできないような偉大な仕事を成し遂げていくのである。

気分障害を抱えた人は、とても純粋で、生真面目な人が多い。ひとことで言って、とてもよい人なのである。何事にも一生懸命で、自分のことも忘れて、人のことばかりを心配してしまう。そうした純粋さや、一途さや、気遣いが、いつのまにかストレスを増やし、抱えきれないほどの責任と負担を背負い込ませてしまう。有能で、一生懸命で、愛すべき、このタイプの人たちが、障害を乗り越えて、社会でうまく活躍していくためには、自分の病状について、よく知ると同時に、自分のパーソナリティ・パターンについても、よく知って、無理のないライフスタイルを築いていくことが重要に思える。気分障害は、生活習慣やライフスタイルの問題、考え方の偏りに起因する面もあるということを、本書から汲み取っていただき、今後の生活に生かして貰えればと思う。

実際に闘病中の方が、病気の原因や治療の方法について、そのメカニズムまで知ることで、より積極的な気持ちで治療を受け、専門家と共に、自分にあった治療を見つけていけることを願っている。病気を克服するうえで、何かヒントや助けになれば幸いに思う。

なぜ、気分障害が現代人にとって、これほど身近なものとなっているのか。それを克服するためには何が必要なのか。その問題について考えてくる中で、多くの方は、病気を超えたところにある問題に気づかれたのではないだろうか。病を病としてだけ癒やそうとしても、それには、限界がある。薬物療法をはじめとして、医学的治療がどんなに発達しようと、うつ病をはじめ、気分障害の患者は増え続けている。症状を治しても、また過酷な環境に戻れば、再発を繰り返し、やがては立ち上がる気力さえも失ってしまうことも珍しくない。我が国では、年間に三万人を超える人が、自らの命を絶つという状況が、十二年間も続いている。今後、人口の高齢化が進めば、その状況がさらに深刻になることも懸念される。社会自体のあり方を変え、社会的な規模で、薬を出すこと以上に必要な手だてをとっていくことが求められている。この社会で何が起きており、何が必要なのかについて、多くの人が認識を共有し、根本的なところを変えていく取り組みが必要なのである。本書が、そうした意識を高めるうえで、わずかなりとも役立てることを祈っている。

二〇一〇年盛夏

岡田尊司

参考文献

『DSM-Ⅳ-TR　精神疾患の診断・統計マニュアル　新訂版』髙橋三郎、大野裕、染矢俊幸訳・二〇〇四・医学書院／『気分障害』上島国利他編・二〇〇八・医学書院／『カプラン　精神科薬物ハンドブック　エビデンスに基づく向精神薬療法』神庭重信他監訳・二〇〇三・メディカル・サイエンス・インターナショナル／『マックス・ウェーバー　Ⅰ』マリアンネ・ウェーバー　大久保和郎訳・一九六三・みすず書房／『やまない雨はない　妻の死、うつ病、それから…』倉嶋厚・二〇〇四・文春文庫／『凄絶な生還　うつ病になってよかった』竹脇無我　上島国利監修・二〇〇三・マキノ出版／『パパは楽しい躁うつ病』北杜夫、斎藤由香・二〇〇九・朝日新聞出版／『うつを文学的に解きほぐす―鬱は知性の影―』三浦朱門・二〇〇八・青萠堂

"Beyond Depression second edition A new approach to understanding and management" Christopher Dowrick., Oxford, 2009

"Bipolar Breakthrough" Ronald R. Fieve, Rodale, 2009

"Depression and Bipolar Disorder Third Edition" Stephen M. Stahl, Cambridge, 2008

"Depression Causes and Treatment" Aaron T. Beck and Brad A. Alford University of Pennsylvania Press, 2009

"Modelling and Managing the Depressive Disorders A clinical Guide" Gordon Parker and ViJaya Manicavasagar, Cambridge, 2005

"Overcoming Depression A cognitive therapy approach" Mark Gilson et al., Oxford, 2009

"Self-Management of Depression" Albert Yeung et al., Cambridge, 2010
"The Depression Cure" Stephen S. Ilardi, Da Capo Press, 2009
"Understanding Depression A translational approach" edited by Carmine M. Pariante, Oxford, 2009

著者略歴

岡田尊司《おかだたかし》

一九六〇年、香川県生まれ。精神科医。医学博士。東京大学哲学科中退。京都大学医学部卒。同大学院高次脳科学講座神経生物学教室、脳病態生理学講座精神医学教室にて研究に従事。現在、京都医療少年院勤務。山形大学客員教授。パーソナリティ障害、発達障害治療の最前線に立ち、臨床医として現代人の心の危機に向かい合う。

著書に『境界性パーソナリティ障害』『アスペルガー症候群』『この世の中を動かす暗黙のルール』(いずれも幻冬舎)、『パーソナリティ障害』『子どもの「心の病」を知る』(ともにPHP新書)、『悲しみの子どもたち』(集英社新書)など多数。

小説家・小笠原慧としても活動し、作品に、横溝賞を受賞した『DZ』(角川文庫)、『風の音が聞こえませんか』(角川書店)、『タロットの迷宮』(文藝春秋)などがある。

幻冬舎新書 182

うつと気分障害

二〇一〇年九月三十日　第一刷発行
二〇二二年五月三十日　第九刷発行

著者　岡田尊司
発行人　見城徹
編集人　志儀保博
発行所　株式会社 幻冬舎
〒一五一-〇〇五一　東京都渋谷区千駄ヶ谷四-九-七
電話　〇三-五四一一-六二一一(編集)
〇三-五四一一-六二二二(営業)
振替　〇〇一二〇-八-七六七六四三
ブックデザイン　鈴木成一デザイン室
印刷・製本所　中央精版印刷株式会社

Printed in Japan　ISBN978-4-344-98183-6 C0295
お-6-3

幻冬舎ホームページアドレス https://www.gentosha.co.jp/
＊この本に関するご意見・ご感想をメールでお寄せいただく場合は、comment@gentosha.co.jpまで。